면역이
내 몸을
살린다

면역이
내 몸을
살린다

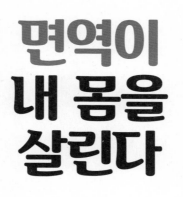

100세까지 아프지 않고
건강하게 사는 힘

차용석 지음

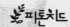피톤치드

우리는 면역의 시대에 살고 있다

최근 면역에 대한 관심이 뜨겁다. 면역학의 시초는 지난 세기까지 인류를 위협하던 수많은 전염병으로부터 인류를 구원한 항생제와 예방접종이다. 그리고 지금 세계인의 건강을 위협하는 가장 위험한 적인 암과 자가면역 질환의 원인 또한 면역이다. 이로써 건강이 곧 면역의 건강이라는 것을 알 수 있다.

면역력이 강하면 우리 몸도 건강하고 면역력이 약하면 우리 몸도 병든다. 많은 여성이 고민하는 골다공증도 면역 기능의 이상이 주된 원인이고 우울증이나 치매 역시 면역 세포의 활동과 연관이 깊다.

예전에는 면역을 세균이나 바이러스로부터 우리 몸을

지켜주는 군대와 같은 존재로만 인식했다. 의학이 발전하면서 현대인들은 특수한 경우가 아닌 이상 세균에 공포를 느끼지 않는다. 그럼에도 인류를 위협하는, 그리고 과거보다 종류가 많아진 질병의 원인과 진행을 살펴보면 반드시 면역체계와 연관이 있다. 그래서 여기서도 면역, 저기서도 면역하는 것이다.

 필자는 대체의학과 기능의학에 관심이 많은 한의사다. 과거보다 더 다양하고 복잡한 수많은 질병의 위험에 우리들이 노출된 이유를 알고 싶었다. 그 이유는 매우 역설적이게도 백신과 항생제 패러다임에서 벗어나지 못한 데서 비롯됐다. 다시 말해서 백신과 항생제로 병원균을 정복한 성공에 너무나도 도취된 나머지 새로운 적이 나타났음에도 과거의 패러다임대로 접근하는 우를 범한 것이다.

강을 건너서 산으로 가는데 강을 건너게 해준 배가 고맙다고 배를 이고 산으로 갈 수는 없다. 면역이 모든 질병에 관여한다고 해도 질병에 따라서 그 대처법은 달라야 한다. 마찬가지로 현재 인류를 위협하는 암이나 자가면역 질환, 정신질환에 있어서 다른 대안이 필요하다. 즉, 면역의 역할을 외면한 채 약물이나 치료법에만 의존할 것이 아니라 우리 몸의 면역기능의 상태와 역할을 우선한 치료법으로 접근해야 하는 것이다.

이미 우리 몸의 방어 능력과 회복 능력을 최대한 이용하지 않는 현대의학은 스스로 한계점에 다다른 것으로 보인다. 이미 오래전부터 현대의학을 전공하는 학자들로부터 이러한 경고가 있었다. 항생제를 오남용한 결과로 어떤 항생제에도 끄덕없는 세균의 종류가 빠르게 증가하고 있다. 지금도 그렇지만 가까운 미래에는 각종 암과 자가면역 질환, 우울증과 치매와 같은 정신질환이 더욱 폭발적으로 증가할 것이다. 이들 질병에 대한 치료법이나 치료 약 개발은 요란스러운 선전과는 달리 실제로는 걸음마 단계다.

그래서 필자는 현대의 치료법에 근본적인 의문을 제기한다. 다행히 훨씬 오래전부터 다양한 전통의학과 치료법이 존재해 왔다. 대부분의 전통의학은 환자의 몸이나 질병에 대해 직접적이고 적극적으로 개입하기보다 환자 고유의 저항력, 면역력, 치유능력을 우선적으로 고려한다. 그런 다음에 제한적으로 치료법을 도입했다는 공통점이 있다.

물론 이들 전통의학을 현재에도 무제한적으로 적용하자는 것은 절대 아니다. 전염병이나 교통사고와 같은 현대의학의 적극적인 개입이 있어야 하는 중대한 질병이 오늘날에도 존재한다. 동시에 환자의 저항력, 회복능력, 체력 등을 우선적으로 고려하고 수술이나 독한 약물의 개입을 소극적으로 해야 하는 질병도 있는 것이다.

그럼에도 암과 자가면역 질환, 정신질환을 치료하는 데 있어서 환자의 고유한 저항력이나 체력을 무시한 채 강력한 수술, 약물, 항암 방사선 등의 치료법만 적용한다면? 결국 환자의 체력이 고갈되면서 치료를 견뎌내지 못할 것이다. 제아무리 이론적으로 완벽한 치료법이라도 막상 적용했을 때는 결과가 좋지 않을 것이다.

다행히도 최근에 현대의학을 전공한 의학자들이 현대의학의 최첨단 과학과 전통의학의 치료 원리를 결합하는 시도를 하고 있다. 현재의 난치성 질환을 새로운 시각으로 해석하려는 노력이 시작된 것이다. 이러한 노력의 한가운데에 면역이 있다.

현대의학이 정복하지 못한 대표적인 영역이 면역과 뇌라고 한다. 그런 이유로 언제쯤 면역에 대한 모든 메커니즘을 이해하고 면역이 관련된 질병에 관한 명쾌한 치료법이 나올지는 현재로서는 예측할 수 없다. 그런데도 면역은 이미 건강의 화두로 떠올랐다. 인터넷에는 면역에 좋다는 영양제, 약물, 식물, 약초, 치료법이 넘쳐난다.

면역과 관련된 질환에 대한 명쾌한 해답을 제시하지 못하는 상황에서 다양한 정보가 넘쳐나는 것이 반드시 좋은 것만은 아니다. 그러므로 우리 모두에게 면역에 대한 기초적인 지식과 이해가 필요하다. 또 우리 몸의 신비하고 고유한 방어능력과 회복능력에 대해서 아는 것은 그 자체로 매우 의미 있는 과정이다.

자신에 대해서 아는 것은 사막에서 나침반을 가진 것과 같다. 또 잘못된 치료법으로 우리 몸의 저항력과 체력을

무의미하게 소진시키지 않고 건강을 회복하는 지름길을
안내받는 것과 같다. 이 책이 넘쳐나는 정보의 홍수에서
방향을 알려주는 길잡이가 되길 바란다.

2019년 7월

차용석

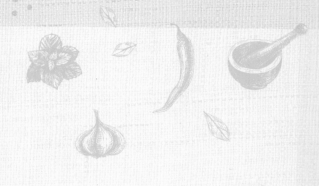

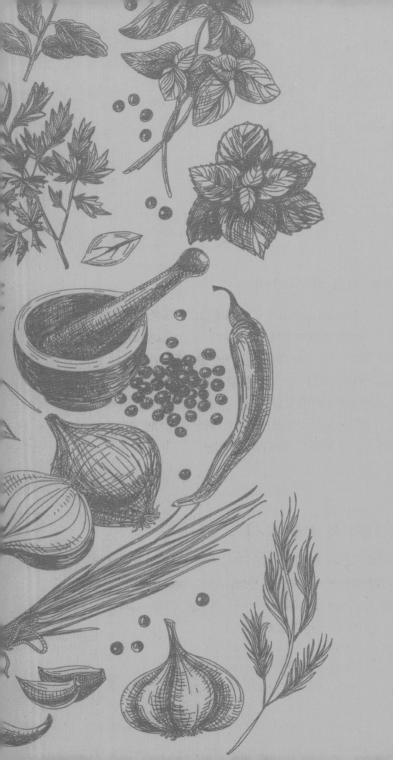

어째서
면역인가?

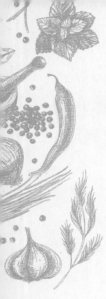

면역을
바로 알자

지구상에 존재하는 모든 생명체는 저 나름대로의 생존전략이 있다. 식물과 동물은 물론이고 우리 눈에 보이지 않는 미생물에게도 생존은 중요한 문제다. 먹고 먹히는 냉혹한 자연의 법칙 아래에서 그들만의 생존전략이 없다면 벌써 멸종했을 것이기 때문이다.

면역은 눈에 보이지 않는 미생물의 위협으로부터 우리를 보호한다. 동시에 우리가 매일매일 섭취하는 음식물을 감시하고 위험하다고 인지되는 음식에 면역 반응을 일으킨다. 인류가 지금껏 생존할 수 있었던, 절대적으로 중요한 존재가 바로 면역이다.

  면역은 우리 몸을 위험하게 하는 외부적, 내부적 모든 조건으로부터 우리 몸을 보호하는 군대와 같은 조직이다. 만약 면역이 없다면 우리는 단 하루도 생존하지 못한다. 우리의 생존을 위협하는 요소들은 매우 다양하다. 외부에서 침입하는 세균, 바이러스, 곰팡이와 같은 각종 병원균뿐만 아니라 중금속이나 환경 독소 등이 있다. 또한 우리 몸 안에서 생겨나는 각종 암세포들도 있다. 우리가 살아있는 것은 면역이 이들과 싸워서 이기고 얻어낸, 승리의 결과다.

  이 모든 위험으로부터 우리 생명과 건강을 지켜주는 면역체계는 매우 고마운 존재다. 그런데 때로는 바로 그 면역체계에 의해서 우리 몸이 고통을 받거나 생존을 위협받기도 한다. 비유하자면 군대가 비정상적일 때 도리어 국민이 고통을 받거나 생명을 위협받는 것과 같다. 면역이 위험 요소가 아니라 보호해야 할 우리 몸을 공격하는 것이다. 알레르기나 아토피는 면역기능이 비정상적으로 민감할 때 나타나는 질병이다. 류머티즘은 비정상적인 면역으로 인해서 도리어 생명이 위태로워지는 경우에 해당된다.

면역은 음식 섭취와 관련해서도 설명할 수 있다. 우리 몸의 수많은 세포 중에서 기억하는 능력이 있는 세포가 두 가지 있다고 한다. 한 가지는 뇌세포이고 나머지는 하나는 면역세포다. 쉬운 예로 우리가 어려서 예방접종을 하면 그 질병에 잘 걸리지 않는다. 그것은 면역세포가 특정 세균에 대한 항체를 만들어서 기억하기 때문이다.

초기 인류가 생존을 위해서 영양분을 섭취하고자 사냥을 하거나 과일이나 식물을 먹을 때를 상상해보자. 우리는 어려서부터 엄마가 먹여주는 음식을 먹는다. 숱한 경험을 한 정보, 지식으로 손쉽게 음식을 구별해서 먹는다. 그런데 이러한 사전 지식이 조금도 없던 초기 인류는 음식을 먹을 때마다 목숨을 걸어야 했다. 수많은 시행착오를 통해 먹을 수 있는 음식과 피해야 하는 대상을 구별하여 뇌세포에 기억으로 남겼을 것이다.

면역세포가 면역반응을 일으키는 원리는 뇌세포의 그것과는 다르다. 동물이나 식물의 형태나 이름으로 기억하는 것이 아니라 장에서 흡수되기 직전의 분자 단위의 대상에 반응을 일으킨다. 우리가 태어난 환경에서 나는, 동시에 조상 대대로 먹어온 음식에 대해서는 거의 면역반응을 일으키지 않는다.

뇌세포와는 기전이 다르지만 면역세포는 기억의 능력이 있고 음식을 섭취할 때는 과거의 경험으로 미루어 볼 때 안전했던 음식은 면역반응을 일으키지 않을 확률이 높다. 이러한 기억은 개인의 시간을 넘어서 먼 조상 때부터 먹어 온 음식의 데이터로까지 확장된다고 볼 수 있다. 한 개인의 유전자의 특성은 조상 때부터 엄청난 시간 동안 적자생존의 우수한 유전 형질만으로 이루어진 것이기 때문이다. 그러므로 면역세포가 가진 유전자는 조상의 유전적 특징, 그 조상 때부터 먹어온 음식과도 무관할 수 없다. 그래서 전통음식은 대부분 건강한 음식이고 어려서부터 할아버지 할머니가 해주시는 음식들을 먹고 자란 아이들이 알레르기나 아토피 없이 건강한 경우가 많다.

현존하는 인류의 조상이 지구상에 존재한 지는 대략 50만 년 전이라고 한다. 현재의 문명은 우리 조상들이 꿈에서라도 상상하지 못한 것들이며 경제개발 이후 최근 50여 년 간의 변화는 정말 엄청난 것이다.

필자는 어려서 주산 학원에 다녔고 부모님께서 주판으로 계산하시던 모습을 보며 자랐다. 요즘의 2030은 주판이 무엇인지도 잘 모를 것이다. 지금은 핸드폰 하나로 계산은 물론이고 영화를 보고 강의를 듣는다. 인간이 새로운 문명을 너무나 빨리 배우고 변화에 적응하는 것을 보면 경이롭다.

하지만 우리의 면역세포도 과연 이런 속도로 우리 조상들은 먹어보지도, 상상해 보지도 못한 새로운 음식과 환경에 아무런 문제 없이 적응할까? 필자는 불가능하다고 본다. 만약 그랬다면 지금처럼 면역과 관련된 다양한 질병이 생기지 않았을 것이다.

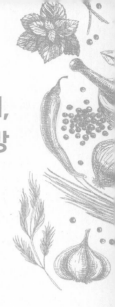

면역의 마스터키,
장 건강

면역을 한 단어로 설명하면 '장'이다. 우리는 면역의 중요성을 충분히 알면서도 면역이 무엇인지, 면역을 좋게 하려면 무엇을 어떻게 해야 하는지 몰라서 막막해 한다. 우리 몸에 면역과 직결된 기관이 있기는 있는데 어디에 있는지, 구체적인 장기를 알지 못하기 때문이 아닐까? 심장이나 간처럼 구체적인 장기를 알지 못하고 모호하게 면역이라는 개념만 갖고 있다는 이야기다.

그래서 필자는 면역이 무엇인지 모르겠고 모호하다고 하는 환자들에게 면역은 장이라고 말한다. 면역세포는 우리 몸을 방어해야 하기 때문에 우리 몸 구석구석 없는 곳이 없고 끊임없이 몸을 순찰한다. 이렇게 중요한 면역을 책임지는 기관은 장이다.

우선 전체 면역세포 중 70~80%가 소화기관에 모여 있다. 이유가 뭘까? 면역의 첫째 임무는 외부에서 침입하는 미생물로부터 우리 몸을 방어하는 것이다. 세균에 입장에서 보면 어떤 경로를 이용하는 것이 가장 쉬울까? 바로 소화기관이다.

우리는 태어나서 죽을 때까지 음식을 통해서 생존에 필요한 에너지를 얻는다. 매일매일 신선하고 맛있고 건강한 음식을 먹으려고 한다. 우선 음식을 먹기 전에 눈으로 보고, 냄새 맡고, 입안에 넣고 씹으면서 자신이 예상한 맛과 다르지 않을 때 비로소 음식을 계속 씹어서 소화되기 쉽게 만든 다음 삼킨다.

만약 이 과정에서 너무 짜다든지, 맛이 없든지, 맛이 변한 것 같으면 우리는 당장 음식을 뱉어버린다. 즉, 검문 검색을 하는 것이다. 그런데 이렇게 하는 것만으로 효과가 완벽하다면 문제가 없겠지만 소화와 면역은 그렇게 간단하지 않다.

세균이나 바이러스, 기생충의 알, 그밖에 잠재적으로 건강에 위험한 물질이 얼마든지 음식물 속에 숨어서 우리 몸 안으로 들어갈 수 있다. 일단 몸 안으로 들어온 음식물이 장을 통과하면서 소화 과정을 통해서 최종적으로 우리 몸에 도움이 되는 영양소만 장벽을 통해서 받아들인다. 나머지는 모아두었다가 대변이라는 형태로 몸 밖으로 내보낸다. 가정에서 음식물 쓰레기를 분리 배출하는 과정과 흡사하다.

사실 음식을 소화하는 장은 엄밀하게 말하면 우리 몸 안이 아니다. 음식물을 장벽이 흡수해야 비로소 몸 안으로 받아들인다고 볼 수 있다. 장 자체는 음식물을 잘게 쪼개는, 몸 안도 아니고 그렇다고 몸 밖도 아닌 어정쩡한 장소인 셈이다.

이를 이해하려면 소화가 되는 과정을 자세히 알아야 한다. 소화는 음식을 씹기 시작하는 입안에서부터 대변으로 배출하기 직전까지 차례로 일어난다. 마치 공장의 생산 조립라인과도 같다. 음식물이 지나가면 장벽이 필요한 영양소만 선택적으로 몸 안으로 받아들인다.

이때 활약하는 장벽은 놀라운 역할을 한다. 장벽은 몸

안으로 들어올 기회만 노리는 세균, 장내세균은 흡수하지 않고 장차 대변이 될 운명의 이물질과 함께 걸러낸다. 우리 몸 안이 청정구역으로 남을 수 있게끔 최선을 다하는 장벽은 거의 속이 비치는 얇은 종이 정도의 두께다. 그럼에도 이 벽만 통과하면 혈관이라는 고속도로를 이용해서 우리 몸 어느 곳에든지 무사통과가 가능하다.

이처럼 장벽은 우리 몸 밖과 안을 구별하는 마지노선이기 때문에 전체 면역세포의 70~80%가 집중해서 모여 있다. 그리고 매 순간 우리 몸 안에 들어오는 음식물을 검문 검색하는 것이다.

이렇게 영양소가 흡수되는 기관인 소장과 대장에 펼쳐진, 물 샐 틈 없는 방어막을 일컫는 말이 따로 있다. GALT(gut associated lymphoid tissue)라고 하는데 쉽게 말해서 장을 둘러싸고 있는 림프조직 정도로 이해하면 되겠다.

이 조직이 튼튼해야 면역력도 끄떡없다. 면역세포의 검문을 통과한 영양소만 우리 몸 안으로 들어오기 위해서는 장벽에 빈틈이 없어야 한다. 그러나 튼튼해야 할 장벽을 손상하는 요인들이 있다.

첫째가 우리가 치료를 위해 먹는 약물이다. 약물 오남용이나 장기 복용은 장 건강을 위협한다. 그중에서도 특히 아스피린과 같은 진통소염제와 스테로이드제가 문제다. 아스피린의 대표적인 부작용이 장 점막 출혈인 것을 보면 이들 약물이 장벽에 손상을 주는 것은 분명하다.

그럼에도 만성 염증을 조절하기 위해서 저용량의 아스피린을 처방받는 환자들이 증가하고 있다. 동시에 저용량의 아스피린은 위험하지 않다고 주장하는 의사들도 있다. 하지만 아스피린을 장기간 복용하면, 장벽에 구멍이 날 확률이 올라간다. 스테로이드제로 알려진 가장 강력한 소염제인 부신 피질 호르몬제도 마찬가지다.

여기서 아이러니한 것은 염증을 치료하기 위해 처방하는 약물이 장벽을 손상하고 면역에 부담을 준다는 것이다. 이는 결국 염증을 악화시키고 치료가 지연됨으로써 만성 염증이 될 확률이 높다. 근본적인 원인 치료를 무시하고 단기간의 반짝 효과를 내고자 하면 장기적으로 더 큰 위험을 초래할 수 있다는 것을 알아야 한다.

그렇다면 우리 몸의 면역과 직결된 장을 어떻게 해야 건강하게 관리할 수 있을까? 이는 뒤에서 자세하게 알아보기로 하자.

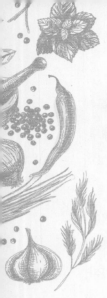

몸이 보내는
적신호

앞에서 우리는 면역력과 장의 밀접한 관계를 알아봤다. 그렇다면 면역력이 떨어질 때 우리 몸은 어떤 신호를 보낼까? 더한 경우 면역체계가 무너지거나 그로 인한 질환의 전조 현상이 나타나는 것도 알 수 있을까? 필자는 면역과 소화가 떼려야 뗄 수 없는 관계인만큼 소화기계에서 나타나는 증상에 주목할 것을 강조한다.

소화기계 질환은 병원과 약국을 찾는 빈도수가 가장 많은 질환이다. 동시에 환자들로부터 가장 과소평가 받는 질환이기도 하다. 소화기에서 발병할 수 있는 질병은 위염이나 만성 소화불량 등 비교적 가벼운 질병에서부터 암이나 크론병(소화기 계통에서 발병하는 만성 염증성 장질환) 등 다양한 질병이 존재한다.

또 언뜻 보기에서 소화기와 무관해 보이지만 소화기가 원인인 질병으로 각종 알레르기 질환, 피부 질환, 우울증, 불면증 등이 있다. 실제 질병은 아니지만 소화기계의 불편함을 설명하는 증상으로 속 쓰림, 더부룩함, 답답함, 과민함, 묵직한 증상, 타는 것 같은 느낌, 막힌 느낌, 가스, 변비기, 잔변감, 묽은 대변 등이 있다. 이렇게만 봐도 소화기계 질환은 알면 알수록 가볍지 않다.

소화기계 질환은 실제 병원을 찾은 환자들 중에 가장 많은 수를 차지할 만큼 종류도 많고 한번 시작하면 오랫동안 같은 질병과 증상으로 고생하기 쉽다. 소화기 질환을 수십 년째 앓고 있다는 환자를 주위에서도 얼마든지 찾아볼 수 있다.

그래서 소화기 질환은 내시경이나 초음파검사를 통해서 구체적인 병명을 진단받기 이전에 증상 단계에서부터 적극적으로 대책을 마련해야 한다. 물론 처방 약을 복용할 수도 있지만 소화기계 처방 약은 원인 치료가 아닌 단순히 증상을 완화시키는 약물이 대부분이다. 대표적인 예가 제산제다. 이보다는 환자 스스로 증상 단계에서 적극적으로 대처해서 병을 키우지 않는 것이 훨씬 중요하다.

소화기계 질환이 궤양이나 암 등의 만성적인 고질병으로 진행될 때까지 방치하는 큰 이유는 소화기에 나타나는 증상이 모호하고 막연하기 때문이다. 우리가 몸의 이상을 인지하는 것은 신경계를 통해서다. 칼에 베이거나 불에 데거나 치아에 염증이 생기는 것들 모두 감각 신경을 통해서 뇌에서 인지한다. 그런데 이 감각신경이란 몸 밖의 인지능력인가 몸 안의 인지능력인가에 따라서 아주 판이하다.

피부와 안구, 구강 등에 퍼져 있는 감각신경은 아주 사소한 감각에도 민감하다. 반면에 식도와 항문 직전까지 분포되어 있는 감각신경은 몸 밖의 것과 달리 매우 둔감하다. 예를 들어서 등에 가시가 박혔거나 긁혔거나, 날카로운 물체에 베였다고 생각해보라. 단순히 모기가 물기만 해도 우리는 보지 않고도 손상된 부위의 위치나 어느 정도 손상을 받았는지 짐작할 수 있다.

하지만 식도 이후에 직장까지의 손상에 대해서는 그 정도로 예민하게 알 수가 없다. 그래서 우리는 '속이 더부룩

하다', '아랫배가 뻐근하다'. '묵직하다', '답답하다' 등의 어느 부위를 특정하지도 못하고 표현 자체도 모호한 단어를 사용한다. 이런 이유로 증상 단계에서 적극적으로 치료하지 못하고 증상이 내시경이나 초음파를 통해서 육안으로 관찰될 때까지 병을 키우게 되는 것이다.

소화기 증상은 변화도 심하고 초기 단계에서는 조그만 주의를 기울이면 빠른 시간 내에 회복이 가능하다. 그렇기 때문에 증상 단계에서 심각하게 생각하지 않는 경향이 있다. 하지만 장기간 반복적으로 이러한 증상들이 계속 된다면 반드시 심각하게 생각하고 대책을 세워야 한다. 가볍게 볼 것이 아니다.

전 세계에서 처방되는 약과 약국에서 처방 없이 팔리는 약물 중에서 소화와 관련된 약물은 늘 상위 10위 안에 든다고 한다. 그것도 한 가지가 아니라 몇 가지가 동시에 순위를 차지한다.

이런 약물을 습관적으로 복용하는 사람들은 대증치료에만 의존하지 말고 반드시 근본적인 대책을 세워야 한다. 다시 한번 강조하지만 소화기관은 면역의 80%을 책임지는 중요한 기관이다. 반복적인 소화기 증상은 미래에 암이나 자가면역 질환과 같은 심각한 질병으로 진행될 위험이 크다. 이를 막기 위해서는 초기에 증상 단계에서 환자 스스로 자연치료를 해야 한다. 이렇게만 해도 쉽게 치료할 수 있다.

현대인을 괴롭히는 다양한 만성질환은 한두 가지 약물로 치료되지 않는다. 생활습관 그 중에서도 음식이 질병의 발병과 치료에 핵심적인 역할을 한다는 사실이 매일 새롭게 밝혀지고 있다. 이처럼 음식 섭취와 소화의 중요성은 몇 번을 강조해도 부족하지 않다.

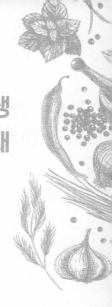

위생
과유불급의 시대

현대인을 괴롭히는 다양한 만성 질환은 한두 가지 약물로 치료되지 않는다. 또 생활습관, 그중에서도 음식이 질병의 발병과 치료에 핵심적인 역할을 한다는 사실이 매일 새롭게 밝혀지고 있다.

옛말에 "과한 것은 부족한 것보다 못하다(過猶不及)."라고 했다. 이는 위생이론(Hygiene theory)에도 꼭 들어맞는 말이다. 언뜻 생각할 때 위생과 청결은 아무리 강조해도 모자랄 것 같지만 사실은 그렇지 않다. 지금부터 위생도 넘치지 않고 적당한 수준일 때가 좋은 이유를 알아보자.

일반인들 사이에서도 면역에 관한 관심이 커지면서 면역을 강화시키는 영양제나 방법을 많이 묻는다.

"어떻게 하면 면역력이 강해질까요?"

모두가 면역력이 강한 상태가 좋은 것이라고 생각하고 강한 면역력을 원한다. 그러면 강한 면역이란 무엇인가? 면역을 내 몸을 지키는 군대라고 한다면 강한 군대를 가지는 것이 좋기만 한 것일까? 쉬운 예로 면역이 약하면 감기에 잘 걸리고 암에 걸린다는 것은 모두가 아는 상식이다. 그런데 여기서 한 가지 짚고 넘어가야 할 사실이 있다. 각종 알레르기 질환이나 요즘 문제가 되는 각종 자가면역질환은 면역기능이 과도하게 항진됨으로써 발병한다.

또 면역이 지나치게 항진되면 장벽을 통과하는 음식물(상한 음식이 아니며 다른 사람들에게는 아무런 문제도 일으키지 않는 음식들)이나 인체에는 무해한 꽃가루 등에 대해서도 과민반응을 하고 알레르기 질환을 유발한다.

우리는 몸 안에서 돌연변이로 뜻밖에 암세포가 발생했는데도 초기에 발견해서 죽이지 못하고 암 덩이로 발전하게 하거나 감기 바이러스에 대한 항체를 만들지 못하고 염증이 장기간 반복해서 생기게 하는, 면역이 저하돼서 나타나는 병중만 문제라고 생각한다. 하지만 인체에 무해한 꽃가루나 음식물에 과민하게 반응하거나 자기와 비자기를 구별하지 못하고 오히려 자신의 세포를 공격하여 자가면역질환을 일으키는 과도하게 강한 면역 역시 약한 면역력만큼이나 심각한 문제다.

결국 진정한 의미의 강한 면역이란 유해성을 정확하게 판단해서 참을 때는 참을 줄 알고 유해한 상대에 대해서는 강한 반응으로 단시간에 제압하고 우리 몸을 원상태로 회복시키는 능력을 뜻한다.

인간의 모든 능력과 마찬가지로 면역 역시 선천적으로 강한 사람들이 있다. 하지만 모든 사람들이 그럴 수 없다면 후천적으로 훈련을 통해서 면역을 강화해야 한다.

그러한 방법의 일환으로 자연분만과 모유 수유, 그리고 장 속의 유익한 미생물과의 소통이 중요하다. 소통을 통해서 면역세포들은 자기와 자신이 아닌 비자기, 그리고 자기는 아니지만 면역 공격을 참아야 할 대상(즉, 유익한 세균들과 음식들)을 구별하는 것을 꾸준히 배워야 한다. 이 과정을 통해서 면역관용(Immune Tolerance)를 획득한다. 면역관용이 없으면 각종 알레르기와 자가면역 질환의 원인이 된다.

또 한 가지 강조하고 싶은 것은 아이들을 너무 깨끗하게만 키우지 말라는 것이다. 그렇다고 해서 비위생적인 환경에서 아이들을 키우라는 말은 아니다.

우선 과학 문명이 첨단을 걷는 현대에 와서 과거에 비해 오히려 알레르기 질환, 자가면역 질환, 그리고 암 등 각종 면역 질환들이 폭발적으로 증가하는 현상에 주목하자. 이런 현상을 설명하는 학설 중에 하나가 '위생이론(Hygiene theory)'이다. 쉽게 말해서 어릴 때 흙이나 동물의 털, 꽃가루 등의 알레르기 항원에 많이 접촉할수록 알레르기 질환에 걸릴 확률이 줄어든다는 주장이다. 환경이 너무 청결하면 면역이 오히려 약해질 수 있다.

우리 기준에서는 비위생적인 아프리카에 사는 어린이를 예로 들어보자. 이들은 영양실조나 전염병으로 고통 받을지언정 우리 아이들처럼 알레르기나 천식, 그리고 원인 불명의 만성 염증 질환으로 아픈 경우는 찾아보기 힘들다.

또한 선진국이라고 하는 미국에서도 목장이나 시골에서 자란 아이들보다는 발전된 해안 도시에서 자란 아이들에게서 월등하게 알레르기 질환 환자가 많다. 시골에서 자란 아이들의 면역이 도시 아이들보다 훨씬 건강한 것이다.

환경뿐만 아니라 어려서부터 항생제와 각종 치료약을 과다 복용하는 것도 심각한 문제다. 우리나라는 이미 약물 오남용이 세계에서 1,2위를 다툰다. 필자는 몇 년 전에 캐나다에서 잠시 생활한 적이 있는데 그곳에서 아이를 키우는 한국인 엄마들의 큰 불만 중의 하나가 의료 제도였다. 특히 아이들이 열이 나고 기침을 심하게 해도 주치의들이 그냥 비타민C나 먹이고 푹 재우라고 하는 경우가 많아서 불만이었다. 한국에서처럼 바로 주사와 약 처방을 잘 안 해 준다는 것이다.

원래 감기 바이러스를 죽이는 약은 없다. 의사는 열이 나고 기침을 하니 일시적으로 그 증상을 완화해주는 약을 처방할 뿐이다. 사실상 폐렴 등의 2차 질환이 진행되지 않는 한 항생제를 처방할 필요도 없다. 어려서부터 감기와 같은 사소한 질병에 약물을 습관적으로 처방받으면 당연히 약물의 부작용과 특히 항생제에 대한 내성이 생긴다.

이렇게 되면 정작 심각한 질병에 사용하고자 할 때는 항생제가 잘 듣지 않는 상황이 벌어질 수도 있다. 일례로 국내에서 어린이에게 처방된 감기약을 보고 영국의 가정의가 놀랐다는 일화를 전해들은 적이 있다. 그는 누가 이런 약을 아이들에게 처방했냐고 되물었다고 한다.

필자의 생각으로 아이들은 가끔은 앓으면서 커야 한다. 건강한 면역을 가진 사람이란 일생 아프지 않는 사람이 아니라는 것에 유념하자. 감기가 들더라도 며칠 지나면 깨끗이 회복하는 사람이 면역이 강한 사람이다. 이런 사람들을 관찰해보면 실제 아픈 기간에는 주위 사람들이 걱정될 정도로 심하게 앓는다. 고열에 끙끙 앓다가도 며칠 지나면 언제 그랬냐는 듯이 훌훌 털고 일어난다.

반대로 면역이 약해서 걱정해야 할 사람들은 감기를 앓는 것 같기도 하고 아닌 것 같기도 하고 늘상 미열이 있으면서 약을 달고 다니는 이들이다. 몇 개월 아니면 그 이상 감기가 들락날락하는 것이다. 비단 감기뿐만 아니라 만성 염증 질환의 경우에도 마찬가지다.

실제 몸 안에 들어온 세균이나 바이러스를 퇴치하는 역할을 맡는 존재는 우리 몸의 면역세포다. 감기로 열이 나는 것은 면역세포가 바이러스를 퇴치하는 과정에서 스스로 고열을 내는 것이다. 그런데 해열제나 항생제를 사용해서 열을 내려버리면 증상은 호전될지 모르지만 면역세포의 정상적인 활동을 오히려 방해하는 결과를 낳는다.

정상적인 면역세포의 활동은 병원균의 퇴치와 손상된 조직의 복구까지 일련의 과정을 완벽하게 마무리하는 것인데 증상을 완화시키기 위해서 이러한 과정에 끼어들면 오히려 면역체계의 능력을 약화하는 결과를 초래할 수 있다. 쉽게 전쟁에 승리하기 위해서 외국 군대를 끌어들이면 자국 군대의 전투 능력이 약화되는 것과 마찬가지다.

　그래서 아이들이 감기로 고생할 때 일단은 아이들 스스로 감기를 이길 때까지 지켜보는 인내가 필요하다. 경쟁적으로 강력한 약을 처방하는 의료계의 관행도 문제가 있지만 조금만 열이 나고 아파도 주사를 포함한 보다 강력한 약물의 처방을 요구하는 환자나 보호자들 역시 자기반성이 필요하다.

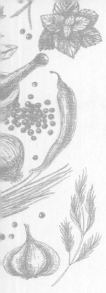

골고루 먹어야
건강하다?

"건강하게 쑥쑥 크려면 음식을 가리지 말고 골고루 먹어야 돼, 알았지?"

우리는 어려서부터 편식하지 말고 이것저것 골고루 먹어야 건강해진다고 배웠다. 지금도 편식하는 아이가 있는 집안의 엄마들은 아이의 편식하는 버릇을 고치고자 노력한다. 옆에서 지켜보면 식사 시간마다 전쟁 아닌 전쟁을 치른다. 하지만 엄마들의 걱정이나 호통에도 대부분 아이들의 일방적인 승리로 끝난다.

인간은 태어나서 성장하는 시기에 구강 즉, 입이나 코로 느끼는 맛과 감촉에 의존한다. 시각이나 청각보다 훨씬 더 많이 의존하는데 달리 말하자면 유아들이 성인들보다 특정한 음식이나 맛에 더욱 집착하고 욕망한다는 뜻이다.

그러므로 유아일 때 강렬하게 기억된 맛과 음식은 인간의 기억 깊은 곳에 확고하게 남아 이후의 성장기나 그 이후에도 그 습관은 잘 바뀌지 않는다. 그래서 식품업계가 어린이들의 입맛을 사로잡으려고 필사의 노력을 퍼붓는 것이다. 일단 그 맛에 길들여지면 평생 고객이 되기 때문이다. 나쁘게 말하면 '맛의 노예'라고나 할까?

예를 들면 패스트푸드 브랜드인 M사는 햄버거 세트에 아이들이 좋아하는 캐릭터 장난감을 끼워 파는 마케팅으로 크게 성공했다. 푸드 마케팅의 대표적인 성공 사례로 꼽히는 이 전략은 실제 M사가 외식산업의 선두주자가 되는데 중요한 공을 세웠음을 누구도 부인하지 않는다. 장난감에 현혹돼 M사 햄버거를 먹은 어린이들이 M사의 충성스런 고객으로 자랐다고 봐야 한다.

이야기가 나온 김에 충고하자면 일단 가공 음식의 맛에 길들여진 아이들의 입맛을 되돌리기란 매우 어렵다. 연구에 따르면 어린이들이 갖는 좋아하는 맛을 향한 집착은 어른들에 비해 5배에서 10배에 달한다고 한다. 이러한 집착은 어리면 어릴수록 더 강하다. 본래 음식과 맛이란 본능적인 즐거움이나 쾌락의 영역에 속한 것인데 성인들은 음식 외에도 다른 즐거움이나 쾌락을 추구할 대상이 다양하게 존재하지만 아이들은 그렇지 못하다는 점을 감안하면 당연한 결과다.

그러므로 아이가 어릴 때부터 부모들이 신중할 필요가 있다. 습관적으로 패스트푸드에 의존하다 보면 나중에 아이들의 길들여진 입맛을 바꾸는 것은 생각보다 어려울 수 있음을 명심하자. 아이들 키우랴, 음식 하랴 힘든 것은 사실이지만 손수 음식을 만드는 과정이 힘들다고 해서 간편하게 한 끼, 한 끼 때우면 나중에 그보다 5~10배나 혹독한 노력을 치러야 할지도 모른다. 결론은 첫 단추를 잘 끼워야 한다.

다시 본론으로 돌아가서, 우리가 흔히 편식을 하지 말라는 이유는 뭘까? 인체가 성장이나 건강을 유지하는 데 꼭 필요한 영양소가 결핍되는 것을 막기 위해서다. 이를테면 육류라고 해서 다 같은 고기가 아니고 종류에 따라서 맛이 다르다. 또 미네랄과 비타민의 함량이 다르다. 채소나 과일에 이르면 그 폭은 더 넓어진다. 따라서 몇 가지 음식만 먹지 말고 다양한 종류의 음식을 섭취해야 한다는 주장은 타당성을 얻는다.

그런데 필자의 의견은 조금 다르다. 우리 모두가 지금과 같은 환경이 아닌 우리 할아버지 할머니께서 사시던 시절의 환경에서 살고 있다면 편식하지 말고 골고루 먹는 것이 정답이다. 그런데 지금의 환경은 그 시절의 환경과 비교조차 할 수 없을 정도로 달라졌다.

지구에서 생산되는 항생제의 3분의 2는 가축에게 사용되고 강과 바다가 각종 오염물질의 투기장이 됐다. 각종 농약과 생장 촉진제가 때로는 무제한으로 뿌려진 농산물과 더 나아가 이미 알려진 물질은 물론이고 안전성에 대한 연구조차 없는 각종 음식 첨가물로 범벅된 다시 말해서 자연 그대로의 가공되지 않은 음식물에 둘러싸여서 사는 것이다. 게다가 현대인들은 너무 바빠서 자신이 매일 먹는 음식이 어떻게 생산되고 요리되고 유통되고 구성되는지도 잘 모른다.

이런 환경에서 살아가는 현대인들이 눈에 띄는 대로 주위에 보이는 음식을 골고루 먹는다면 어떻게 될까? 무엇이 문제인지 인식하지도 못한 채 면역이 약화되고 비만해지고 병들지 않을까?

물론 이런 음식을 한두 번, 단기간 먹는다고 곧바로 문제가 발생하는 것은 아니다. 하지만 자신이 먹는 음식에 대한 아무런 지식도 없이 끊임없이 소비하는 충성고객이라면 문제는 심각할 수 있다. 여기에 우리에게 제공되는 지식이라곤 TV 광고나 인터넷에서 접할 수 있는, 상품을 만든 음식 회사에서 제공하는 정보가 전부다.

그렇기 때문에 우리는 더욱 더 현명한 소비자가 되어야 하고 좋은 음식만 골라서 편식해야 한다. 자신이 소비하는 식품이 어떤 과정을 통해서 길러지고 처리되고 요리되고 유통되며 어떤 성분이 들어가고 빠지는지를 알아야 한다. 그 결과 우리 몸의 면역과 해독 기능이 충분히 감내할 수 있는 범위의 음식만을 소비해야 한다.

그렇지 못한 음식은 엄밀하게 말하면 음식이 아니라 독이다. 당장은 눈에 보이는 문제가 없다 하더라도 장기간 쌓이면 심각한 문제를 불러온다. 또 한 가지 중요한 것은 자신의 체질 즉, 유전적 특징과 잘 맞는 음식을 소비해야 한다는 것이다. 여기서 말하는 체질에 맞는 음식이란 과학적인 관점에서 말하면 알레르기를 일으키지 않는 음식을 말한다.

아무리 농약이나 첨가물 없이 안전하게 길러지고 유통 됐다고 하더라도 체질(유전자)과 맞지 않으면 면역이 편안 할 수 없다. 이를 무시하고 아무거나 먹었다간 골병이 들어서 일찍 죽기 십상이다. 조심스럽게 자신의 체질(유전자) 과 맞는 음식으로 편식해야 한다.

필자가 기능의학(Fucntional Medicine)에 관심을 가지고 세 미나에 참석하기 시작한 이후 명확하게 알게 된 사실이 있 다. 기능의학 세미나에서는 항상 음식에 관한 내용을 중요 하게 다룬다. 건강이나 면역, 해독, 내분비, 신경, 소화 등 인체의 모든 기능에 음식이 중요하다는 관점에서 한발 더 나아가서 '음식은 약이다(Food is Medicine).'라는 명제를 세 미나의 주제로 잡을 정도다.

이 세미나는 단순히 요리나 식품을 전문적으로 다루는 전문인들의 학술대회가 아니다. 참가자들은 지금 첨단의 과학 문명을 이끌어가는 미국의 의사들, 대부분이 전문의 다. 이러한 점을 상기하면 음식에 관한 인식이 과거와 비 교할 때, 천지개벽에 가깝게 바뀐 것이 아닌가 생각한다.

적어도 필자에게는 그렇게 다가왔다.

　음식을 섭취하는 것은 더 이상 단순히 체력을 회복하거나, 질병을 유발하거나, 질병 치료에 도움이 되느냐 아니냐의 차원에 머물지 않는다. 음식 차체가 질병을 유발하기도 또 치유할 수도 있다는 새로운 선언이 이어지고 있다. 물론 여기서 말하는 질병이란 세균이나 바이러스 감염으로 인한 급성 전염성 질병을 뜻하지 않는다. 반대로 발병 원인이 모호하거나 발병 기전이 밝혀지지 않는 만성적인 염증이 중요한 역할을 하는 질병을 말한다. 각종 암, 우울증, 알레르기, 자가면역 질환, 대사성 질환, 비만 등 아직 현대의학이 정복하지 못한 질병이 모두 여기에 속한다.

　한의학은 이미 오래 전에 이와 유사한 학설을 완성했다. 약식동원(藥食同源: 약과 음식은 뿌리가 같다), 즉 음식과 약을 동급으로 인식한 것이다. 실제로 선조들은 한약재를 음식에 사용하고 동시에 음식 재료를 한약재로 사용했다. 서양 의학의 시조로 알려진 히포크라테스 역시 "음식은 약이다."라고 선언한 바 있다.

　당시에는 지금처럼 과학이 발달하지도 않았고 의학 역시 지금과 비교하면 원시적인 수준이었기 때문에 이러한 학설이 탄생한 것이라고 볼 수도 있다. 그러나 히포크라테스는 또 다른 예언을 했다. 그는 미래의 의사는 음식과 생활을 교정하는 역할을 하게 될 것이라고 주장했다. 그의 놀라운 선견지명은 의학계의 노스트라다무스라고 해도 손색이 없을 정도다.

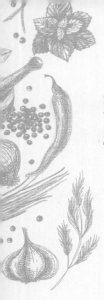

자가면역 질환의
무서운 실체

　면역 체계가 무너짐으로써 나타나는 자가면역 질환
은 전체 사망 원인의 3분의 1을 차지하고 그 종류도 매우
다양하다. 하지만 일반인들에게는 그저 희귀병으로 인식
되고 있다. 자가면역 질환은 무엇이고 면역과 어떤 상관관
계를 맺고 있을까?

　우선 자가면역 질환으로 알려진 대표적인 질병을 알아
보자. 류머티즘 관절염, 루푸스, 크론병, 악성 빈혈, 궤양
성 대장염, 제1형 당뇨, 쇼그렌증후군, 베체트병, 건선, 다
발성 경화증, 강직성 척추염, 아토피 피부염, 버거씨병, 섬

유 근육통, 에디슨병, 스팁병, 지루성 피부염, 백반증, 하시모토 갑상선염, 그레이브스병 등 150여 종 이상의 병이 자가면역 질환에 속한다.

자가면역 질환은 대표적인 면역 질환이자 처음부터 끝까지 만성 염증이 영향을 끼친다. 또 아직도 자가면역 질환이 희귀병인 것으로 알려져 있는데, 여기에는 약간의 오해가 있다.

자가면역 질환은 현재까지 100여 종 이상 알려져 있는데 류머티즘 관절염처럼 꽤나 유명한 것도 있고 이름조차 생소한 희귀 질환인 경우도 있다. 굳그래서 희귀하다고 생각할 수도 있지만 자가면역 질환이라는 큰 범위에서 보면 매우 흔한 면역 질환일 뿐이다. 현재 또는 가까운 미래에 암 다음으로 사망 원인 2위를 차지할 것이라는 통계가 있을 정도이다.

자가면역 질환은 우리 몸을 방어하는 면역세포가 도리어 우리 몸의 특정 부위를 공격하여 발생하는 질병이다. 관절을 공격하면 류머티즘 관절염, 신경을 공격하면 루푸스, 장을 공격하면 크론병, 적혈구를 파괴하면 악성 빈혈, 췌장을 공격하면 제1형 당뇨 등, 면역세포의 공격으로 염증이 생기는 부위에 따라 병명이 달라진다. 병명이 복잡하고 각각의 질병이 연관성이 없어 보이지만 면역체계의 이상으로 발생한다는 공통점이 있다. 대장암이든 간암이든 다 같은 암인 것과 같은 이치다.

자가면역 질환의 발병 원인은 무엇일까? 원인은 한마디로 "모른다."이다. 세상의 모든 일이 그러하듯 원인이 확실하면 아무리 복잡한 일이라도 해결책은 있다. 하지만 원인을 찾지 못한다면 우선 급한 불을 끄는 데 집중할 수밖에 없다. 현대의학이 제시한 모든 자가면역 질환의 치료법이 그러하다. 증상을 완화하고 질병의 악화를 늦추는 대증 치료가 거의 전부다.

자가면역 질환이 난치병인 이유는 발병 원인이 외부에 있지 않기 때문이다. 대부분의 난치병과 마찬가지로 우리 몸의 내부의 불균형, 면역 이상에 의해서 발생하기 때문이다. 당연히 우리 몸 내부에 어떤 좋지 않은 일들이 진행되었는지, 면역에 나쁜 영향을 준 요인들은 무엇이었는지 꼼꼼히 들여다봐야 한다.

그 이유는 이러한 문제들이 일반적인 혈액 검사나 현대의학에서 시행하는 화학적인 검사에서는 거의 나타나지 않는 경우가 많기 때문이다. 원래 혈액 검사란 결과를 보여주는 것이지 원인을 드러내는 것이 아니다.

파스퇴르의 철학을 계승한 현대의학은 질병의 원인이 외부에 있을 때 뛰어난 능력을 발휘한다. 그러나 발병 원인이 우리를 지켜주는 면역 그 자체인 경우에는 우리가 상상하는 것 이상으로 무능하다. 이는 현재의 의과대학에서도 발병 원인이 면역인 병의 치료 방법을 제대로 교육받지 못해서 그렇다고 보는 것이 타당할 것이다.

어쨌거나 자가면역 질환이 우리 몸의 면역 이상에 의해서 발생한다는 것은 분명한 일이다. 만약 파스퇴르의 방법론으로 이 문제를 해결하지 못한다면 다른 방법이 필요하다. 비록 파스퇴르와의 논쟁에서는 판정패한 것처럼 보였지만 우리 몸 안에서 질병의 원인을 찾으려고 했던 베샹의 방법론과 수천 년간 오장육부의 균형을 회복하는 데 몰두했던 한의학적 방법론에서 지금보다 안전하고 효과적인 해결책을 찾아야 하지 않을까?

지금도 존경받는 지도자로 꼽히는 영국의 윈스턴 처칠은 2차 세계대전을 승리로 이끌었다. 하지만 종전 후에는 수상의 자리에서 물러날 수밖에 없었다. 외부의 적과 전쟁을 잘한다고 내치 역시 잘하는 것은 아니기 때문이다.

의학도 마찬가지다. 외부에서 침투한 바이러스와 싸워 이겨야 할 때가 있고 이와 달리 내 몸 안의 면역 체계를 다스려야 할 때가 있다. 병증에 따라서 서로 다른 접근법이 필요하다.

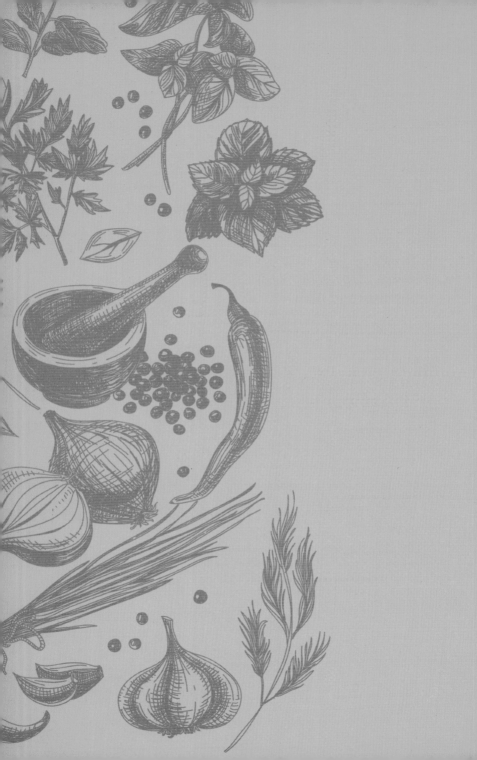

장이
건강해야
면역이
바로 선다

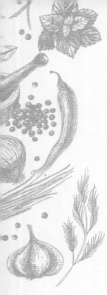

내 몸의
아름다운 정원, 장

누구나 한 번쯤 아름다운 정원과 텃밭을 갖춘 전원생활을 꿈꾼다. 하지만 각자의 사정 때문에 모든 사람들이 전원생활을 할 수는 없다. 그나마 우리 모두의 몸 안에 저마다의 정원이 있어서 다행이다. 우리 몸 안에 있는 정원은 바로 장이다. 장이라는 정원 속에 유익한 세균이 공생하고 있다.

정원을 잘 가꾸면 보기에 좋고 여러 가지 몸에 좋은 채소를 얻을 수 있다. 하지만 잘 가꾸지 못하고 방치하면 독초와 벌레가 들끓는다. 장도 마찬가지다. 장 안에 공생하는 균은 우리 건강 전반에 영향을 미친다.

최근 학자들의 연구에 따르면 장에는 몸 전체 세포수의 10~100배에 달하는 세균들이 살고 있다고 한다. 이들 중에는 유익한 균도 있고 해로운 균도 있으며 해롭지도 이롭지도 않은 균도 있다. 유산균이나 비피더스균은 유익한 균으로 알려진 대표적인 균이며 헬리코박터 등은 악명 높은 유해균이다.

장 속에 유익한 균을 잘 가꾸면 건강의 이익을 볼 수 있다. 유익한 균의 상태에 따라서 면역기능, 뇌와 감정, 에너지 생산, 호르몬과 콜레스테롤 조절, 체중 조절에 직접적인 영향을 미치는 것이다.

뿐만 아니라 이러한 균들이 면역에 미치는 영향은 가히 절대적이다. 면역세포의 면역관용을 훈련시키고 유해한 세균과 곰팡이가 장 속에 기생할 수 없도록 하고 균들이 서로 좋은 자리를 차지하기 위해서 싸우도록 한다. 그 결과 유익한 균이 많이 번성하면 상대적으로 유해한 균들은 설 자리가 없게 되는 것이다. 또한 지방산의 일종인 낙산(Butyric acid)을 만들어서 장벽을 튼튼하게 하고 유해한 세균들이 장벽에 들러붙는 것을 방해한다.

이같이 면역기능에 유익한 작용 외에도 세로토닌을 만들어서 우울증을 예방하고 엽산과 비타민B 등의 영양소를 만들고 콜레스테롤과 호르몬 수치도 조절한다. 또한 식사후에 포만감을 조절하는 호르몬을 만들어서 과식하지 않게 함으로써 비만도 예방한다. 장내 균이 하는 일은 이렇게 다양하다.

면역과 건강에 절대적으로 중요한 장 속의 유익한 균을 잘 기르기 위해서는 세심한 주의와 관리가 필수다. 필자는 몇 년간 캐나다에서 산 적이 있는데 필자가 월세로 살던 집에 딸린, 그다지 크지 않았던 잔디밭을 관리하는 데 엄청난 공을 들였던 기억이 난다. 우리는 흔히 정원이나 잔디밭이 잘 가꾸어진 집을 보면 부러워하지만 한눈에 봐도 보기 좋을 정도로 정원이나 잔디를 관리하는 것은 대단한 정성이 필요한 일이다. 직접 해본 사람이 아니면 알 수없다. 마찬가지로 건강한 장과 그 속의 유익한 균을 관리하는 것도 세심한 주의와 장시간의 노력이 필요한 일이다. 몇 가지 약물이나 유산균을 섭취하는 것으로 해결되지 않는다.

한 사람의 장내 세균의 상태는 태어날 때부터 영향을 받는다. 자연분만으로 태어날 경우 태아는 엄마의 질을 통과하면서 질 속의 세균을 흡입한다. 이 과정을 통해서 부모의 고유한 유전 정보뿐만 아니라 엄마 몸의 미생물도 아이에게 전달된다. 이때의 미생물이 아이의 장내에 그대로 코팅되어서 일생 길러진다.

다음으로 중요한 것은 모유 수유다. 모유에는 아이의 장에 자리 잡은 유산균이 튼튼하게 성장하도록 돕는 성장인자들이 풍부하다. 그래서 적어도 6개월 이상은 모유 수유를 해주는 것이 좋다. 만약에 제왕절개로 태어나고 모유를 충분하게 섭취하지 못했다면 면역력이 상대적으로 약할 수 있다.

문제는 면역이 약해지면 어려서부터 각종 알레르기와 아토피로 고생하고 성장하면서도 장이 계속 건강하지 못하다면 더욱 심각한 질병, 대표적으로 류머티즘 관절염 등의 자가면역 질환에 걸릴 확률이 높아진다. 다행히 최근에는 자연분만과 모유 수유를 권장하는 추세다. 몇 년 전까지만 해도 미용을 목적으로 제왕절개와 분유 수유가 유행처럼 권장되기도 했다.

그런데 장이 건강한 사람들도 살다보면 다양한 이유로

장내 유익한 균이 손상을 입는 경우가 있다. 이럴 때는 어떻게 해야 할까. 평소에 발효된 음식을 충분히 섭취하면 면역도 함께 지킬 수 있다. 된장과 김치, 요구르트 등의 발효음식에는 건강에 유익한 균들이 풍부하다.

다양한 채소, 그 중에서도 뿌리채소, 과일을 충분히 섭취하는 것 또한 매우 중요하다. 채소에 함유된 풍부한 섬유소는 건강에 특히 유익하다. 혈당이 급격하게 올라가는 것을 막고 장내 유익한 세균의 먹이가 된다.

인간은 섬유질을 소화시키지 못하므로 섬유질을 무익한 것으로 생각하기 쉬운데 그렇지 않다. 장내에 서식하는 유익한 미생물은 바로 이 섬유질을 분해해서 생존하고 앞서 말한 낙산과 비타민 등 유익한 대사산물을 만들어낸다. 우리가 정원을 가꿀 때 때때로 물과 비료를 주듯이 장에 유익한 미생물을 건강하게 관리하기 위해서는 섬유질이 풍부한 채소 등을 꾸준히 섭취해야 한다.

여기에 장내 미생물이 생존하는 데 해로운 음식을 섭취하지 않는 것도 중요하다. 그것은 바로 항생제를 비롯한 약물과 미생물의 증식을 억제하는 식품 첨가물이다. 가공음식 특히, 소시지처럼 단백질에 첨가물이 들어가는 식품은 그 특성상 장내에 유익한 미생물들에게 치명적이다. 식용으로 개발됐고 안정성이 검증된 첨가물이라고 하지만 상식적으로 생각해보자. 도축돼서 유통되는 육류(동물성 단백질)에 생길 수 있는 독성 세균은 매우 위협적이다. 모든 변질된 음식들은 위험하지만 이들 독성 세균에 비하면 아무것도 아니다. 만약에 유통 과정에서 육류가 오염돼 소비자에게 피해가 발생했다고 가정해보자. 그야말로 그 제품을 생산하고 유통한 식품 회사들은 존폐에 위기에 몰리지 않겠는가?

한 예로 일본에 '유키지루시 유업'이라는 백 년의 전통을 자랑하며 소비자들에게 신뢰받는 식품 회사가 있었다. 이 회사가 몇 년 전에 유통 과정에서 오염된 유제품을 유통해 다수의 식중독 환자가 발생했다. 이 사건으로 회사는 공중분해되고 말았다. 사건의 원인은 위생관리를 소홀히 해서 발생한 것으로 밝혀졌다.

이처럼 육류나 유제품 등의 동물성 단백질 제품을 생산유통하는 식품 회사의 입장에서는 식품의 안전에 집중하는 것은 당연하다. 하지만 미생물은 눈에 보이지 않기 때문에 미생물의 발생을 억제하는 미생물 생장 억제제를 충분히 넣는 수밖에 없다. 이러한 억제제는 미생물이 일단 발생하면 기하급수적으로 불어나므로 미생물을 단 한 마리도 살려주지 않고 제거하는 역할을 한다.

생산하고 유통해서 소비자의 손에 들어갈 때까지는 안전하지만 미생물이 한 마리도 생존할 수 없는 단백질을 우리가 먹었을 때 무슨 일이 일어나겠는가? 식품 첨가제로 허가받은 물질이니 당장에는 인체에 무해하다. 하지만 장내에 유익한 미생물도 세균의 일종인지라 병원성 미생물과 같은 운명에 처하게 될 것은 빤한 이치이다.

그래서 육류는 위생적으로 처리돼서 첨가물 없이 냉장 유통기한 내에 소비되는 것이 최선이다. 필자는 축산업 전문가는 아니지만 유통기한은 상식적으로 며칠을 넘기지 못한다는 것을 알고 있다. 당연히 유통기한이 몇 개월이 되는 동물성 단백질은 장에 사는 유익한 균에 해롭지는 않은지 의심해 보아야 한다.

항생제 역시 장 속의 미생물에 해롭기로 둘째가라면 서럽다. 현재 전 세계에서 생산되는 항생제의 4분의 3은 가축에 사용된다. 축산업자들은 사료에 항생제를 섞어서 먹이면 적은 사료로도 가축의 몸집이 훨씬 빠르게 커진다는 사실을 발견했다. 이후 가축들의 사료에 항생제를 첨가하게 됐고 사람들은 육류를 통해서 그것을 섭취한다. 항생제 성분이 인체로 고스란히 전해져서 항생제에 대한 내성이 생기게 하고 환경을 오염시키는 주범이 됐다.

항생제는 해로운 병원성 세균을 효과적으로 억제하지만 동시에 유익한 세균들 역시 피해를 본다. 원인이야 무엇이든지 장내에 유익한 세균들이 없어지거나 줄어들면 포만감을 조절하는 데 실패하고 필요 이상으로 식욕이 증가해서 비만을 초래하기도 한다.

있으면 보기에 좋은 정원을 하나 가꾸는 데도 엄청난 노력이 필요한데 일생 내 건강을 지켜주는 내 몸 안의 정원, 장 속의 미생물의 정원을 잘 가꾸는 것이 쉬운 일이겠는가? 정원의 소중함을 바로 알고 귀찮더라도 꾸준하게 관리하는 것이 최선이다. 이 정원을 정성들여서 가꾸면 건강으로 보상받는다는 점을 명심하자.

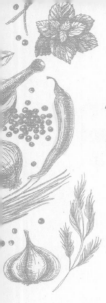

선생님,
장이 이상해요!

　대장 내시경 검사는 건강검진 항목에서 거의 빠지지
않는다. 그만큼 대장이나 배변에 문제가 있는 사람들이 많
다는 반증일 것이다. 배변에 문제가 있건 없건 간에 검사
를 받은 결과 용종을 발견하고 제거하는 경우도 흔히 있는
일이다. 용종은 건강에 치명적이지 않지만 방치하면 대장
암으로 발전할 위험성이 있다는 이유로 간단한 수술로 제
거한다.

　그런데 용종만 제거하면 대장은 깨끗한 것일까? 대장의
건강은 절대 안심할 수 없다. 과민성 대장 증상이나 대장

이나 대변이 건강하지 못한 것은 내시경을 대장에 넣어서 육안으로 관찰한다고 해서 보이는 것이 아니다. 더욱이 대장 속에 유익한 균이 없는지 부족한지 등은 더더욱 알 수가 없다.

대장 건강을 제대로 알기 위해서는 대변 자체를 현미경으로 들여다봐야 한다. 왜냐하면 장내의 면역체계가 나빠진 상태가 육안으로 관찰이 되려면 병증이 상당히 진행된 다음에나 가능하기 때문이다. 장벽의 손상이나 염증 소견이 있어야 눈으로 볼 수 있는 것이다.

따라서 대장 내시경 검사 결과가 깨끗하다고 해서 안심해서는 안 된다. 과민성대장 증상이나 대변이 건강하지 않으면 그 단계에서부터 주의와 노력이 요구된다. 이때는 자가 치료가 가능한 단계로 얼마든지 대장과 대변의 건강을 회복하고 대장암이나 더 심각한 질병으로 진행되는 것을 막을 수 있다.

대장 내시경 검사가 오히려 대장의 건강을 해친다는 것이 필자의 생각이다. 대장 내시경을 하기 전 날부터 금식과 더불어 대장 속을 깨끗이 비울 목적으로 설사약을 먹어야 하는데 대장을 비우는 과정이 필연적으로 장내 세균의 균형을 파괴시킨다. 평소에 변비가 심한 사람들의 경우에는 도움이 될 수 있지만 그렇지 않은 경우에는 해롭다.

그렇다면 장이 건강한지 그렇지 못한지 여부를 검사가 아닌 사소한 증상으로 알 수 있는 방법은 없을까? 우리 몸은 모든 기관이 유기적으로 연결되어 있어서 하나의 기관이 건강하지 못하면 다른 곳에서 증상이 나타나는 경우가 많다. 이런 작은 신호를 빨리 알아차릴 수 있다면 건강을 관리하는 데 도움을 얻을 수 있다.

일반적으로 원인을 잘 모르고 엉뚱한 치료만 하는 대표적인 증상이 바로 입 냄새다. 입 냄새는 그 자체로는 심각한 질병이라고 할 수 없다. 환자 개인의 위생이나 대인관계에서 곤란을 겪는 문제쯤으로 보는 것이 일반적이다. 하지만 입 냄새가 면역, 그중에서도 위와 장 건강과 밀접한 관계가 있다는 사실을 아는 이들이 드물다.

입 냄새를 단순히 개인의 위생 문제로 인식한 사람들은 양치질을 열심히 한다. 만약에 양치질로도 해결되지 않으면 우선 치과 진료를 떠올린다. 충치와 같이 구체적인 원인을 발견하면 다행이지만 치과 치료를 받아도 입 냄새가 사라지지 않는 경우가 많다.

입 냄새를 없애려면 위장이나 그 아래 소장과 대장의 문제, 특히 장내 세균의 불균형(Dysbiosis)을 바로 잡아야 하는데 대부분 입 냄새로 오랫동안 고통받은 환자들도 이러한 사실을 잘 모른다.

예를 들면 일반 가정에서 싱크대 주위에 냄새와 곰팡이가 심한 경우, 우선적으로 싱크대 주변을 열심히 청소할 것이다. 그래도 악취가 계속되면 싱크대가 연결된 더 멀리 떨어진 부위에서 악취의 원인을 찾지 않을까? 입 냄새도 마찬가지다.

입 냄새 외에도 혓바닥이나 구강의 다양한 염증 역시 단순히 구강 내의 문제가 아니다. 전신의 문제이거나 소화 기관의 문제와 연관이 깊다. 요즘은 내시경 검사가 있어서 과거에 비해서는 소화기 내의 염증을 확인하기가 수월해졌다. 하지만 구강은 소화 기관 중에서 눈으로 관찰할 수 있는 입구라고 할 수 있다. 전체 소화 기관의 상태를 매시간 관찰할 수 있는 점검창인 것이다.

어쩌다가 한번 혓바늘이 돋고 입 냄새가 나는 경우라면 소화기 건강을 의심하지 않아도 된다. 만약에 입 냄새를 없애고자 노력하고 치과 치료를 받았는데도 입 냄새가 만성적으로 계속되거나 입안의 염증이 사라지지 않는다면 소화 기관의 이상을 고려해야 한다. 이는 면역 기능의 이상과도 연관이 있다.

다음으로는 피부 이상에 대해서 알아보자. 우리는 피부를 우리 몸을 둘러싸고 있는 방어막 정도로 여기는데 사실 피부는 우리 몸에서 너무나 중요한 기능을 맡고 있다. 각종 위험한 환경으로부터 우리 몸을 방어하며 면역의 1차 방어막 역할을 하고 체온을 조절하고 독소를 배출하기도 한다. 특히 여성들에게는 아름다움을 드러내는 특별한 상징이기도 하다.

뿐만 아니라 피부는 보이지 않는 몸 안의 상태를 있는 그대로 드러내는 거울과 같다. 상한 음식을 먹고 식중독이 걸렸을 때를 생각해보면 쉽게 이해할 수 있다. 오염된 음식을 먹고 구토하거나 설사하는 경우에, 피부에도 붉은 반점이나 가려움 등의 증상이 동반되는 것을 종종 볼 수 있다. 구토와 설사란 오염된 음식이 몸 안으로 유입되는 것을 막는 인체의 방어기전이다. 이때 이미 유입된 독성물질에 의해서 염증 반응도 함께 나타나는데 피부에 반점이나 가려움증이 대표적인 예다.

사실 피부 질환처럼 종류가 다양한 질환도 드물다. 두드러기, 가려움증, 습진, 알러지, 수포, 농포, 담마진, 건선, 아토피피부염, 백선, 대상포진 등등 너무 다양하다. 그런데 더욱 더 중요한 사실은 이처럼 다양한 피부 질환의 치료제가 의외로 너무나 단순하다는 것이다.

피부 질환을 치료하는 약은 증상을 없애주는 대증치료 약물이 주를 이룬다. 이들 약물은 다양한 피부 질환의 발병 원인을 치료하는 약물이 아니다. 대부분이 피부에 나타난 불편한 증상을 완화시키는 역할만 한다. 물론 짓무르고 아프고 참을 수 없이 가려운 증상들을 완화시키는 치료가 중요하지 않다는 말이 아니다. 모든 피부 질환의 발병 원인을 속속들이 알 수 있는 것은 아니지만 할 수 있다면 그 원인을 밝히고 원인을 치료 하는데 노력해야 한다는 말이다.

야외 활동을 너무 많이 하거나 부주의로 상한 음식을 먹고 일시적으로 피부에 증상이 나타나는 경우에는 신속한 약물 치료로도 충분하다. 하지만 약물을 사용할 때는 나은 듯하다가 약물을 중단하면 재발하는 현상이 반복되는 경우나 증상이 만성적으로 진행되는 경우에는 반드시 원인

치료가 더욱 중요하다.

'손으로 달을 가리키는데 달은 보지 않고 손가락만 본다.'는 말이 있다. 피부에 나타나는 많은 문제는 실은 내 몸 안에서 일어나는 문제들이 겉으로 드러난 경우가 많다. 그래서 몸 안에서 일어나는 문제에 대해서 단지 보이지 않는다는 이유로 관심을 갖지 않으면 안 된다. 또 외견상 드러나는 피부에만 집착하거나 피부의 문제가 해결되면 더 이상 몸 안의 문제에 대해서 고민하지 않는 태도도 옳지 않다. 장차 심각한 질병을 예방할 기회를 스스로 포기하는 셈이다.

피부는 소화 기관 특히, 장벽과 떼려야 뗄 수 없는 관계에 있다. 손등이 피부라면 손바닥은 장벽이다. 이처럼 둘의 관계는 긴밀하다. 손바닥은 놔두고 손등만 움직일 수 없듯이 장이 건강하지 않고는 피부가 건강할 수 없다.

피부 결을 좋게 한다고 주기적으로 피부과나 전문 숍에서 관리를 받는 사람들이 많다. 아름다움에 집착하는 이들의 심리를 이해하지 못하는 바는 아니지만 한편으로 생각해 보면 중요한 것은 놓치고 있다.

피부가 바뀌는 것은 당연하다. 외부의 요인으로 피부가

손상을 입은 것이 아니라면 피부가 거칠거나 트러블이 많은 것은 몸의 해독 기능과 면역 기능이 정상적이지 않기 때문이다. 내부의 문제를 해결하지 않고 눈에 보이는 피부만을 아름답게 관리해 봐야 얼마간의 시간이 지나면 제자리로 돌아온다. 애써 가꾸었던 피부는 사라지고 새로운 피부로 재생되는데 몸 안의 문제가 해결되지 않으면 새로 나오는 피부 역시 기존의 문제를 그대로 드러낼 수밖에 없다.

아토피피부염, 습진, 건선, 알레르기 피부염, 피부소양증 등을 앓고 있는 사람들 중에도 장이나 소화기에 문제가 있는 이들이 많다. 이런 경우 장을 건강하게 하면 피부를 치료하지 않아도 극적으로 질환이 호전된다.

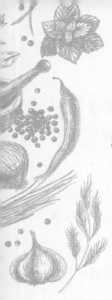

천연 살균제, 위산

최근에 역류성 식도염 환자들이 **빠르게** 늘고 있다. 속이 쓰리는 증상과 함께 신물이 올라오고, 흉골 부위가 타는 듯하거나 답답함을 호소한다. 이는 역류성 식도염의 대표적인 증상이다. 원인은 위 속에 있어야 할 위산이 식도로 역류하면서 식도에 염증을 일으키기 때문이다. 그런데 더 엄밀히 말하면 역류성 식도염은 위산에 의해서 식도가 화상을 입은 것이라고 봐야 한다. 우리가 불이나 뜨거운 물에 데었을 때 나타나는 증상이 식도에 나타나는 것이다.

역류성 식도염은 강한 염산의 일종인 위산에 의한 것인 것만큼 치료를 위해서는 위산을 약화시키는 제산제를 처방받아 복용한다. 문제는 이것이 면역을 떨어뜨리고 소화 기능을 방해하는 주범이 된다는 점이다.

　　우리가 음식을 먹으면 위장이 음식을 흡수할 수 있는 작은 크기로 잘게 부수면서 본격적인 소화가 시작된다. 음식물을 곱게 가는 믹서기를 떠올리면 된다. 그런데 이 과정에서 음식물을 주물럭거리는 것뿐만 아니라 pH2 가량의 웬만한 음식은 그냥 녹아내릴 정도의 강한 산을 섞어서 단시간 내에 음식을 잘게 부순다. 그런데 제산제를 복용해서 위산의 농도를 낮추면 음식물이 잘 부수어지지 않은 상태에서 다음 단계인 소장으로 넘어간다.

　　원래 소화란 위에서 음식물을 잘게 부수는 과정과 다음 단계로 소장에서 흡수, 그리고 대장에서 배설로 이루어지는데 위장에서 충분히 부수지 않은 음식이 소장으로 넘어오면 당연히 흡수가 잘되지 않는다. 더욱이 위장과 소장 사이의 십이장에서는 다양한 소화 효소가 분비되어야 하는데 소화 효소는 위산이 충분히 나와 주어야 분비된다. 위산이 부족하면 당연히 소화 효소도 부족해진다. 이렇듯 제산제는 소화와 흡수 기능에 전반적으로 악영향을 미친다. 그리고 면역 체계에도 심각한 영향을 준다.

우리가 아무리 눈과 코로 신선한 음식을 먹더라도 음식물 속에는 다양한 세균이나 바이러스, 기생충의 알, 곰팡이 등의 미생물이 숨어서 몸 안으로 들어온다. 이때 위장 속의 강력한 위산이 이들 해로운 미생물을 그야말로 녹여버린다. 완전히 살균 처리된 후에 소장으로 넘겨져서 천천히 영양분을 흡수하게 되는데 만약 위 속에서 충분히 살균처리 되지 않은 상태에서 소장으로 넘어가면 이후의 모든 위험은 면역 세포들이 따로 처리해야 하는 것이다. 역류성 식도염을 위산이 많아서 식도로 넘쳐흐른 것으로 생각하는 환자들이 있다. 그래서 위산을 억제하는 것을 당연한 것으로 여긴다. 하지만 사실은 그게 아니다. 위산은 많으면 많을수록 좋다. 단 위산이 위 속에만 있을 경우에 그렇다.

위 안은 특수한 코팅이 되어있어서 아무리 강한 위산이라도 녹지 않고 화상을 입지 않는다. 만약 위벽이 코팅돼 있지 않다면 벌써 녹아내려서 큰 구멍이 났을 것이다. 마치 쇳물을 녹이는 용광로와 같다. 용광로 속의 쇠는 무엇이든지 녹지만 역시 쇠의 일종인 용광로는 녹지 않듯.

역류성 식도염의 원인은 위산이 많아서가 아니라 코팅이 없는 무방비의 식도로 위산이 역류해서 생기는 것이다. 원래 식도와 위 사이에는 뚜껑과 같은 조절 밸브가 있어서 음식물이 식도를 통해서 위 입구에 도달하면 밸브를 열어 음식물을 위 안으로 넣어준다. 음식물이 다 들어가면 밸브를 닫는 것이 정상이다. 용광로 속에 쇠를 넣고 녹일 때 뚜껑이 열려 있으면 쇳물이 밖으로 튀는 것과 같은 원리이다.

그런데 이 밸브가 고장 나면 위 속에서 소화 과정이 한창일 때 위산이 식도로 흘러나온다. 따라서 역류성 식도염의 근본적인 원인은 밸브의 고장이다. 고장 난 밸브를 고쳐야 병을 치료할 수 있다.

밸브가 고장이 나는 원인은 다양하다. 음주, 스트레스, 흡연이 대표적이다. 특히 현대인들의 기호 식품으로 꼽히는 커피나 탄산음료 등을 과도하게 섭취하는 것과 연관성이 깊다. 식도염 증상이 심해서 제산제를 복용할 필요가 있다 하더라도 단기간에 그쳐야 할 것이며 반드시 식생활을 개선하는 등의 근본적인 치료가 필요하다.

실제 위산이 부족한 사람들은 만성 소화불량, 과민성 대장이나 알레르기 질환을 앓는 경우가 많다는 사실이 위산과 면역과의 관계를 말해준다고 할 수 있다.

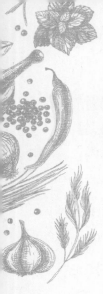

잘 먹고
잘 싸려면

　나이 지긋한 어른들이 자주 하시는 말씀 중에 "잘
먹고 잘 싸면 건강에 큰 문제가 없다"가 있다. 정말 그럴
까? 현대인들에게는 어쩐지 미심쩍게 들리는 말이다. 그
래서 우리는 정기적으로 건강검진을 받고 이상 여부를 체
크한다. 그마저도 못 미더워서 고비용의 정밀 검진도 받는
다. 이런 검진을 당연하게 생각하는 사람들의 입장에서는
잘 먹고 잘 싸면 건강하다는 말이 시대에 뒤떨어진 한가한
소리로 들릴지도 모르겠다.
　하지만 단순해 보이는 잘 먹고 잘 싸기는 말처럼 쉬운

일이 아니다. 실제로 우리 주위에서 특히 잘 싸는 사람을 발견하기란 말처럼 쉽지 않다. 왜 잘 싸는 게 어려운 걸까? 잘 싸기 위해서는 첫째로 잘 먹어야 한다. 그리고 소화도 잘 시켜야 한다. 소화된 영양소를 충분히 흡수하고 몸 안으로 들어와서는 안 되는 노폐물을 잘 걸러야 한다. 동시에 대사 과정 중에 생긴 독소들이나 잘못해서 흡수한 노폐물을 한데 모아서 배출시켜야 한다.

그러므로 우리가 배출하는 변은 건강의 척도가 된다. 비유하자면 도로를 지나는 자동차가 내뿜는 배기가스를 보면 엔진 상태를 알 수 있는 것과 마찬가지다. 겉보기에는 멀쩡한 자동차라도 오염된 배기가스를 내뿜는다면 보나마나 엔진에 문제가 있거나 곧 이상이 발생할 것이다. 사람도 마찬가지다. 대변의 상태를 보면 그 사람의 건강 상태를 짐작할 수 있다. 특히 면역의 70~80%가 장 건강과 연관이 있다는 사실을 떠올리면 당연한 이치다.

그렇다면 어떻게 좋은 변과 나쁜 변을 구분할까? 이를 알기 위해서는 우선 변의 상태를 관찰해야 한다. 굳이 대변의 일부를 현미경으로 들여다보는 검사를 하지 않더라도 일상적으로 본인의 배변 습관을 체크하는 것만으로도 충분하다. 즉, 시간, 횟수, 대변의 형태나 색, 굳기 등을 관찰하면 면역을 포함한 건강 상태나 질병에 걸릴 가능성을 추정해 볼 수 있는 것이다. 옛날 중국에서는 어의들이 매일 아침마다 황제의 변을 관찰해서 황제의 건강을 진단하고 관리했다고 하는데 우리도 매일 변을 관찰하면서 내 몸의 주치의가 되어야 한다.

그러면 이제 좋은 변과 나쁜 변을 구분해보자. 일단 대변은 기본적으로 우리가 섭취한 음식 중에서 영양소를 흡수한 다음 필요 없거나 흡수할 수 없는 찌꺼기와 몸 안에서 대사 과정 중에 생긴 독소, 불필요한 호르몬 그리고 대장 속의 미생물로 이뤄진다. 장 속에 유익한 세균이 풍부한 경우에는 전체 대변의 절반 이상이 유익한 세균으로 이뤄진다고 한다. 하지만 장 속에 있는 유익한 세균은 계속해서 번식하므로 아까워 할 필요는 없다.

건강한 대변과 그렇지 못한 대변을 나누는 기준은 대변을 보는 주기, 색깔, 형태에 있다. 한마디로 하루 한 번 가래떡 형태의 황금색 변을 보면 된다. 동시에 대변을 본 후에 잔변감 없이 상쾌하고 화장지에 묻어나는 것이 적을수록 좋다. 냄새 역시 중요한데 냄새와 색깔은 물론 섭취한 음식에 따라 달라진다. 하지만 장 속에 유익한 세균이 풍부할수록 대변의 냄새가 적고 색깔이 황금색에 가깝다.

최근에는 과민성 대장 증상으로 불편해 하는 사람들이 많다. 과민성 대장이란 한마디로 대변의 횟수나 형태가 불규칙한 것이다. 과민성 대장은 면역이 저하되는 것은 물론이고 감정에도 나쁜 영향을 미친다. 실제 장 속에서 유해한 세균들에 의해서 생산된 다량의 독소(대표적으로 암모니아)가 혈액을 통해서 두뇌에 도달하면 감정과 기억에 부정적으로 작용한다.

면역을 위협하는 장누수증후군

장누수증후군(Leaky Gut Syndrome)은 유해한 세균이 장벽 내부로 유입되면서 생기는 질병이다. 원인은 잘못된 식습관, 지속적인 스트레스 등 다양하다. 이러한 원인으로 인해서 장 점막의 방어막이 깨지면 각종 독성물질이나 유해 세균이 장벽 내부로 유입되고 그 결과 장에 염증이 생기거나 알레르기 반응 등의 여러 가지 면역반응이 나타난다.

장누수증후군이 무서운 이유는 소화기 질환 외에도 면역을 약화한다는 데 있다. 실제로 많은 질환이 초기에 장누수증후군에 의해서 발생하거나 악화된다. 지금까지 밝혀진 질환만 봐도 깜짝 놀랄 정도로 다양하다. 장누수증후군은 불치병이라고 알려진 자가면역 질환과도 밀접한 관련이 있다.

장누수증후군이 원인인 질환과 증상으로는 각종 알레르기, 관절염(류머티즘 관절염 포함), 천식, 만성피로증후군, 습진, 건선, 중이염, 두드러기, 과민성대장증후군, 흡수 장애, 루푸스, 원형탈모증, 류머티즘 관절염, 다발성 경화, 섬유근통증, 쇼그렌증후군, 백반증, 갑상선염, 혈관염, 크론병, 궤양성대장염, 두드러기, 제1형 당뇨병, 레이노증후군 등이 있다.

장누수증후군의 병리에 관한 지식이 없는 사람들은 장누수증후군이 이렇게 다양한 질환과 증상의 원인이라는 점을 의아하게 생각하거나 믿기 힘들어한다.

"그럼 지금 제가 앓고 있는 류머티즘 관절염이 장 때문이라는 겁니까?"

"그럼 장만 좋아지면 관절염이 낫는다는 건가요?"

이들은 또 질환의 원인이 장누수증후군에 있으니 장누수증후군을 치료하면 그로 인한 병도 완치되느냐는 질문을 많이 한다.

여기서 짚고 넘어가면 장을 건강하게 한다고 해서 위에

서 열거한 질병이 완치된다는 것은 아니다. 하지만 장이 좋아지면 이와 같은 질병들이 호전되는 것은 사실이다.

류머티즘 관절염을 비롯한 자가면역 질환은 지금까지 발병 원인조차 정확하게 밝혀지지 않았다. 그만큼 발병 원인이 다양하고 병리기전이 복잡하다.

그래서 장누수증후군이 매우 중요하다. 환자 개인에 따라서 그 비중은 달라질 수 있지만 자가면역 질환 환자들에게 거의 공통적으로 나타나는 발병 요인이기 때문이다. 그래서 장누수증후군을 잘 치료하면, 이 역시 개인에 따라서 정도의 차이는 있겠지만 자가면역 질환도 호전될 확률이 높다.

특히 자가면역 질환이 진행된 환자의 경우에는 부작용이 강한 스테로이드제, 독성이 강한 진통제와 면역억제제 등의 약물을 많이 복용한다. 약물의 부작용을 인지하면서도 어쩔 수 없이 장기간 복용하는 경우가 많다. 이런 경우 장누수증후군을 치료하고 장을 건강하게 하면 비교적 간단한 방법으로 통증이나 증상이 줄어든다. 또 독성이 강한 약물 복용을 중단하거나 얼마 정도는 줄일 수 있다. 이렇게만 해도 환자들에게는 큰 도움이 된다.

실제로 앞서 언급한 약물들은 독성이 강해서 장 건강에 치명적이다. 오히려 장누수증후군을 악화시키고 다시 기존의 자가면역 질환의 증상도 더욱 악화시키는 악순환을 만든다. 그러므로 장누수증후군을 치료받으면 소화기 질환이 있는 사람이라면 치료 효과를 볼 수 있고 면역을 강하게 할 수 있으며 알레르기 질환을 예방하는 효과도 볼 수 있다. 자가면역 질환과 같이 심각한 질환을 가진 환자들에게도 증상을 완화시키고 병의 진행을 늦추며 독성이 강한 약물로 인한 부작용을 줄여주는 그야말로 일석삼조의 효과가 있는 것이다.

장누수증후군의 치료는 장 점막을 회복시키는 데 초점을 둔다. 자극적인 음식과 과도한 음주 등을 피하는 것은 필수이고 장을 건강하게 하는 유산균을 많이 먹는 것이 좋다. 유산균은 대장 속의 유해균을 억제하고 장내 유익균의 수를 늘린다. 이렇게 하면 장내 환경을 개선하는 데 큰 도움이 된다. 유산균은 알려진 대로 요거트 등의 발효 유제품이나 김치, 된장 등의 발효식품에 많이 함유되어 있다. 그러나 식품으로 섭취한 프로바이오틱스는 위산에 의해 죽어 장까지 도달하는 확률이 낮고, 한꺼번에 많은 양을 섭취하기 힘들기 때문에 효율적으로 섭취해야 도움을 얻을 수 있다. 장을 건강하게 관리하기 위해서 유산균을 어떻게 섭취할 것인가는 바로 이어서 알아보겠다.

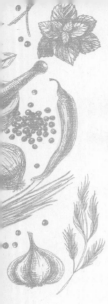

유산균,
뭐가 정답이죠?

사람의 장내 세균이 체형을 결정한다고 밝혀진 바 있다. 2006년 권위 있는 과학 저널인 〈네이처(nature)〉에 이와 같은 연구 결과가 발표된 이후 관련된 연구가 계속 되고 있다. 즉, 많이 먹거나 식욕을 조절하지 못하거나 운동을 하지 않거나 움직이기를 싫어하는 것이 그 사람의 책임이거나 성격적 결함, 유전적 문제 때문이 아니라는 것이다.

그보다 장 속에 하찮아 보이는 눈에 보이지도 않는 세균이 식욕과 운동에 대한 열정과 더 나아가서 체형과 운명을 결정한다고 한다. 놀라운 일이 아닐 수 없다. 수없이 다이어트에 실패하고 반복되는 요요 현상으로 자포자기한 여성들의 입장에서는 눈이 확 뜨이는 소식이 아닐 수 없다.

장내에는 우리 몸의 세포 수보다 10~100배나 많은 세균이 존재한다. 이들은 끊임없이 대사물질을 만들어 낸다. 그 가운데는 두뇌의 활동을 결정하는 호르몬과 뇌신경 조절 물질들이 존재하기도 한다. 결국 이 대사 물질의 종류에 따라서 식욕과 기분이 결정된다는 과학적 사실을 안다면 놀랄 일도 아니다.

한 걸음 더 나아가서 과연 장내 세균이 체중이나 비만에만 관여하는 것인지를 알아보자. 결론부터 말하면 그렇지 않다. 건강한 장내 세균은 여러 가지 좋은 역할을 한다. 그 가운데서도 대뇌와 호르몬, 소화 그리고 무엇보다도 면역에 중요한 역할을 한다.

최근에는 난치병으로 알려진 자가면역 질환을 앓는 환자에게 건강한 사람의 대변에서 걸러낸 장내 세균을 주입하였더니 놀라운 치료 결과를 낳았다는 논문도 발표됐다. 쉽게 말해서 고가의 최첨단 치료 약보다 사람의 깨끗한 대변이 훨씬 치료 효과가 낫다는 말이다.

그래서인지 이미 유산균 시장의 열기가 뜨겁다. TV 홈

쇼핑에서도 빠지지 않는 단골 메뉴이고 수많은 회사의 다양한 제품들이 넘쳐난다. 오죽하면 건강에 해로운 담배를 만들던 회사에서도 유산균 제품을 생산한다. 가격도 천차만별이다.

소비자의 입장에서는 도대체 어떤 제품을 선택할 것인지가 고민이다. 아무거나 먹어서 효과가 동일하다면 굳이 비싼 제품을 살 이유가 없다. 비싼 제품이라야 효과가 있다면 울며 겨자 먹기로 비싼 제품을 구매할 수밖에 없을 것이다.

이밖에도 유산균 제품을 꼭 구매해서 섭취해야 하는가에 대한 의문도 있다. 세계에 자랑할 만한 한국인의 전통 음식인 김치나 된장에도 이미 유산균이 풍부하다. 또 세계의 7대 건강식품으로 알려진 요구르트를 손수 발효시켜서 먹거나 대형마트에서 쉽게 찾아볼 수 있는 다양한 발효유 제품 역시 좋은 선택으로 보이기 때문에 무엇이 옳은 선택인지 생각할수록 복잡하다.

유산균을 보충하고자 할 때 김치, 된장이나 요구르트 등의 음식을 이용할 것인가, 유익한 균으로만 구성된 캡슐 형태의 영양제로 할 것인가 하는 기준은 균의 수에 달려 있다. 유산균 영양제의 경우 한 개의 캡슐에 수십억 마리에서 수백억 마리 최근에는 그 이상의 유산균이 있다고 한다.

반면에 음식의 경우에는 그보다 훨씬 적다. 우리 장내에 존재하는 유익한 균의 수가 10~100조 이상이라고 보면 백억 마리의 유산균을 섭취한다고 하더라도 그 효과는 미미하다. 잘 발효된 요구르트 한 컵에 대략 수백만 마리의 유산균이 있다고 한다면 과연 어떤 선택이 더 효과적일까? 물론 선택은 각자의 몫이지만 필자의 생각에는 면역과 장 문제가 있을 때 치료의 목적으로 유산균을 보충하려면 영양제의 형태가, 반면에 건강에 별다른 문제가 없고 건강을 유지하는 차원에서 유산균을 보충하려면 음식의 형태가 더 현명한 선택일 것이다.

유산균 영양제를 사먹은 사람들 중에는 특정 제품을 복용한 이후에 장 기능이 매우 좋아졌다는 사람들이 있다. 반대로 그렇지 못한 경우도 있다. 또한 유산균 제품을 오랫동안 복용하는데도 여전히 장 문제가 계속되는 사람들도 많다. 이런 경우에는 장의 문제가 유산균 때문이 아닌 경우도 있을 것이다. 사실 장의 문제를 근본적으로 해결하는 것은 생각하는 것처럼 단순하지 않다. 하지만 지금까지 연구에 따르면 인간에게 유익하게 작용하는 장내 세균은 알려진 것만 해도 1000종 이상 된다고 한다. 인간 유전자 지도 연구로 알려진 게놈 프로젝트(Genome Project) 이후에 진행된 프로테오믹스(Proteomics, 단백체학) 연구 과정에서 알려진 사실이다.

시중에서 팔리고 있는 유산균 제품의 내용물은 제조사마다 천차만별이고 유익한 균의 숫자는 물론, 종류 역시 제조사마다 제품마다 다르다. 일반적으로는 유산균을 사먹는다고 표현하지만 실제는 제품마다 성분과 종류가 다르고 효과 역시 어떤 제품을 선택하느냐에 따라 달라질 수밖에 없다.

또 유산균 제품은 살아 있는 생균으로 되어 있고 섭취하였을 때 소화, 흡수해서 영양 보충하는 것이 아니고 유산균이 장내에 이주해서 성공적으로 정착한 이후에 지속적으로 우리 몸의 면역세포와 소통하면서 여러 가지 유익한 활동을 하는 목적으로 복용하는 것이다. 그렇기 때문에 실제로 이러한 역할을 할 수 있는 제품을 선택하는 것이 당연히 중요하다.

하지만 말이 쉽지 실제 이런 제품을 바로 선택하기란 어렵다. 우선 가능한 살아있는 생균의 숫자가 많은 제품을 선택하고 복용하면서 장이나 면역기능이 좋아지는지 스스로 확인해봐야 한다. 최대 3개월 이상 복용해도 증상이 호전되지 않으면 다른 제품을 선택하든지 유산균의 문제가 아닌 다른 원인을 찾아야 한다.

만약에 '면역력을 키우기 위해서 무슨 유산균, 어떤 질병에는 무슨 균이 좋다'는 식의 구체적이고 단순한 추천을 바라는 사람은 그 소리가 그 소리고 머릿속만 더 복잡해진다고 불만을 가질 수 있다. 하지만 인간의 인체가 겉으로는 동일해 보이지만 생김이나 인상이 저마다 다 다르듯이 유전적 특징도 마찬가지다. 개개인에 따라서 그 특징이 다르기 때문에 자신의 유전적 특징에 맞는 음식과 유산균 역시 서로 다르다는 점을 기억해야 한다. 이 정도만 알고 있어도 유산균을 이해하기에 수월할 것이다.

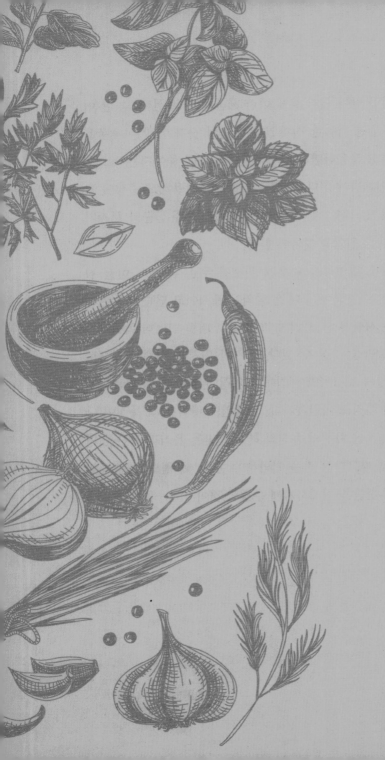

암은 만성 염증 이다!

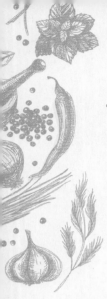

급성 염증 vs
만성 염증

암은 만성 염증이다. 그런데 그냥 염증이라고 하기엔 위력이 상당하다. 현재 인류가 가장 두려워하는 질병을 한 가지만 꼽으라면 암일 것이다. 암은 중세 유럽을 공포로 떨게 했던 페스트나 전염성이 강한 결핵과 같은 전염병이 아니다. 그 악명 높던 페스트는 일찌감치 정복됐다. 현대 인들 중에는 페스트가 무슨 병인지도 모르는 사람이 많을 것이다. 오늘날엔 페스트 대신에 수많은 사람이 암에 걸려 사망한다.

한국인의 사망 원인 1위가 암이며 2040년쯤에는 전체 사망 원인의 절반 이상을 차지할 것이라는 전망도 있다. 이처럼 암이 현대의학의 중요한 화두가 된 지 오래인데도 아직껏 시원한 해결책을 제시하지 못하는 이유가 뭘까?

의아한 점은 방송이나 인터넷을 보면 암을 초기에 진단하는 진단법이 세계 최초로 개발됐다든가, 암세포의 성장을 억제하는 물질을 발견했다든지, 암세포 전이의 원인을 세계 최초로 밝혀냈다는 뉴스가 하루가 멀다 하고 넘쳐난다. 그런데도 아직 암을 효과적으로 치료할 수 있다는 소식은 들은 바가 없다. 사실 이러한 뉴스는 어제오늘 일이 아니다. 수십 년 전부터 들려온 해묵은 레퍼토리인데 이쯤되면 매번 "늑대가 나타났다!"는 말로 마을 사람들을 속이던 양치기 소년이 떠오를 만도 하다.

우리가 암을 염증이라고 생각하기 어려운 이유는 암은 몸 안에 생긴 혹이나 덩어리라고 인식하기 때문이다. 혹이나 덩어리이기는 하지만 이것은 눈에 보이는 것일뿐 실제 암의 발생이나 성장, 그리고 전이에 이르는 전 과정에는 만성 염증이 주로 작용한다(암은 나쁜 혹덩어리가 아니라 만성 염증이라는 인식전환이 있어야 수술, 항암, 방사선치료와 같은 기존의 방식 즉, 효과가 떨어지고 위험한 치료가 아닌 대안을 생각할 수 있는 가능성이 열린다).

생명체는 태어나서 죽을 때까지 세포분열을 통해서 낡고 병든 세포를 새로운 세포로 대체하는데 정확하게는 알려지지 않은 여러 가지 요인에 의해서 DNA가 손상된 비정상적인 암세포가 생겨난다. 우리 몸의 면역체계는 우리 사회의 경찰처럼 몸 안 구석구석을 24시간 순찰하면서 외부에서 침입한 세균이나 바이러스뿐만 아니라 세포분열 과정에서 잘못 태어난 암세포도 발견해 내어 파괴하는 것이 정상적인 면역세포의 임무이다. 부득이한 원인으로 비정상적인 암세포가 생겨났다 하더라도 면역체계가 정상이라면 눈에 보이지도 않을 초기 단계에서 암세포는 발견되고 면역세포에 의해서 파괴되어야 한다. 실제로 건강한 사람들의 몸 안에서도 계속해서 암세포는 태어나는데 암으로 발전하지 않는 이유는 면역세포가 암세포를 발견하는 즉시 죽이기 때문이다. 그래서 암은 암세포가 문제가 아니라 면역이 문제이다.

또한 우리 몸에 염증이 있으면 유해한 활성산소가 다량 생산 되는데 이때 생산된 활성산소가 세포의 DNA에 손상을 주어 암세포가 생겨난다고 한다. 또한 암세포가 자라는 과정에서 암세포 주위로 새로운 혈관이 생기고 이를 통해서 영양을 공급받아서 빠르게 증식하고 이들 혈관을 통해서 다른 장기로 쉽게 전이된다. 우리 몸 안에 만성 염증이 있으면 암세포 증식과 전이가 쉬워진다.

그러면 우선 암의 실체부터 알아보자. 앞서 암은 염증이라고 했다. 단순히 염증 하나만 놓고 보면 염증은 우리 몸에 꼭 필요한, 고마운 존재다. 염증이 생겼다가 사라지는 것은 외부의 위험인자로부터 우리를 지켜주는 유익한 과정이다. 하지만 염증이 지속되는 기간이 길어지거나 범위가 계속해서 늘어나거나 빈번하게 반복된다면? 상황은 달라진다.

제아무리 유익한 염증이라도 염증이 지속되는 중에 조직이 손상되고 에너지가 소비되는 것이 불가피하기 때문이다. 염증이라는 과정은 외부의 위험인자와 면역체계와의 전면적인 전투다. 그 전투가 일어나는 몸 안에서 손실은 불가피하다. 그렇기 때문에 염증이라는 전투가 단기간의 제한적인 전투의 승리로 끝난다면 다행이지만 장기간의 전면적인 전쟁으로 확대된다면 전혀 이로울 것이 없다.

이와 같이 단기간의 전투를 급성 염증에 비유한다면 장기간의 파멸적인 전쟁을 만성 염증에 비유할 수 있다. 예를 들어서 짧은 기간 감기나 몸살을 앓고서 완전히 회복되거나 상한 음식을 먹고서도 2,3일 내에 소화 기능을 회복한다면 이러한 과정은 급성 염증으로 본다. 반면에 일 년 내내 비염이나 천식으로 고생하거나 늘 배탈과 설사가 반복되는 과민성 대장 증상이나 더 심한 경우 궤양성대장염 등으로 고통받는다면? 이러한 증상은 파괴적인 만성 염증에 속한다고 할 수 있다.

이렇듯 단순하게 급성 염증을 유익한 염증으로, 만성 염증을 해로운 염증으로 볼 수는 없다. 어떤 질병이나 증상을 어느 정도의 기간을 기준으로 급성과 만성을 구별하느냐 하는 것은 대단히 어렵고 모호하기 때문이다.

그렇지만 우리가 만성 염증에 주목해야 하는 이유는 분명하다. 인류의 생명을 위협하는 모든 질병의 뿌리에는 만성 염증이 존재해왔다. 만성 염증을 한마디로 정의하면 파괴적인 염증이 장기간 지속되면서 잘 낫지 않는 것을 말한다. 그냥 잘 낫지 않는 것이 아니라 현재의 첨단 의학으로도 근본적인 해결책이 없다는데 문제의 심각성이 있다.

냉정하게 말하자면 현대의학이 할 수 있는 것은 기껏해야 그 진행을 좀 느리게 하는 것뿐이다. 여기서 더욱 실망스러운 점은 만성 염증을 느리게 함으로써 치러야 할 대가가 만만치 않다. 아니 심한 경우는 대가로 치른 부작용이 만성 염증 자체보다 더 치명적인 경우도 허다하다. 배보다 배꼽이 더 큰 것이다.

많은 이들이 염증 정도는 우습게 생각하는 경향이 있다. 텔레비전 광고에 수없이 등장하는 약물의 대부분은 염증을 억제하는 작용을 한다. 우리에게 너무나 익숙한 아스피린을 비롯해서 부작용이 큰 것으로 알려진 강력한 소염제인 스테로이드제에 이르기까지 수많은 염증 치료제가 있다. 그럼에도 어째서 만성 염증으로 인한 난치병들은 늘어만 가는가? 만성 염증만 근본적으로 해결할 수 있으면 현재 인류를 위협하는 대부분의 난치병들은 더 이상 난치병이 아닌데도 말이다.

이에 대한 해답을 알기 위해서는 우리는 약 150년 전 유럽으로 가 볼 필요가 있다. 이 시대에는 유명한 세균학자인 루이 파스퇴르가 이름을 떨쳤다. 이미 유명한 미생물학자였던 파스퇴르는 모든 질병의 발병 원인이 세균이나 바이러스와 같은 미생물이라고 주장했다. 반면에 파스퇴르와 상반된 주장으로 논쟁을 벌인 베샹은 모든 질병은 우리 몸 안의 불균형에 의해서 발생한다고 주장했다.

이들은 질병을 치료하는 방법에서도 상반된 주장을 펼쳤다. 파스퇴르는 미생물을 죽이거나 몸 밖으로 몰아내는 방법을 내세웠고 베샹은 우리 몸 안에 깨어진 균형을 회복하면 몸은 저절로 회복된다고 주장했다. 이 논쟁은 뒤에서 더 자세하게 다루겠다. 이 치열했던 논쟁은 현대 서양의학의 기틀을 마련했고 그 결과 서양의학은 크게 발전했지만 오늘날 만성 염증으로 인한 자가면역 질환이 급증하는 결과로 이어지기도 했다.

급성 염증과 만성 염증을 한눈에 비교할 수 있도록 다음과 같이 정리했다.

급성 염증과 만성 염증 비교

	급성 염증	만성 염증
원인	조직손상이나 유해인자의 침입 등 비교적 원인이 명확하다.	발병 원인이 애매하거나 알 수 없는 경우가 대부분이다.
발병	수분이나 수시간 길어도 며칠 내에 급작스럽게 발병한다.	언제부터 시작되었는지 정확하게 알 수 없다
기간	며칠이나 길어도 수주 내에 염증이 마무리된다.	수개월 또는 수년간 지속되는 경우가 많다.
범위	우리 몸의 일부에만 국한되는 경우가 대부분	여러 장기를 침범하거나 전신에 증상이 나타난다.
염증의 특징	발적, 부종, 발열, 통증 등 염증의 4대 특징이 모두 나타난다.	염증의 4대 특징이 모두 나타나는 경우는 드물다.
영향	긍정적인 영향을 끼치기도 한다.	여러 기관에 파괴적이고 퇴행적인 영향을 끼친다.

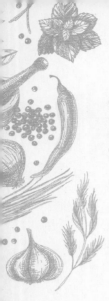

암이라는
호랑이에 물려도…

외딴 곳에서 갑자기 호랑이를 만난 정도의 공포를 주는 질병이 있다면? 대부분의 사람은 암을 첫 번째로 손꼽을 것이다. 지금도 한국인의 사망 원인 1위가 암이며 그 수는 앞으로 더 늘어날 것이라고 예측된다. 이것만 보아도 암은 충분히 공포의 대상이다.

또한 교통사고와 같이 갑작스러운 사고사를 제외하고 사망한 사람들 중, 몸 안에서 암이 발견된 수가 전체 사망자의 80%이라고 한다. 얼핏 보면 그만큼 암이 치명적인 것 같다. 그러나 반드시 주목해야 할 점은 암이 발견된 사람들의 직접적인 사망 원인이 암이 아니었다는 사실이다. 다시 말하면 인간의 수명이 다할 때가 되면, 또는 정상적인 생명 활동을 유지하지 못할 상태가 되면 자연히 몸 안에서 암 세포가 자라난다고 볼 수 있다.

건강한 사람의 몸 안에서도 매일 매순간 엄청나게 많은 수의 암세포가 생겨난다. 그러나 아직 몸의 기능이 정상적인 사람이라면 특히 면역기능이 건강할 경우, 암세포가 생겨나는 즉시 발견하고 사멸시킨다. 그렇기 때문에 건강을 유지하고 눈에 보이는 암이 진행되지 않는 것이다.

이러한 과정은 인간이 태어나서 죽음에 이르기까지 단 한 순간도 멈추지 않고 우리 몸 안에서 쉬지 않고 일어난다. 우리는 볼 수 없고 명령할 수 없지만 우리 몸의 면역세포들은 맡은 바 역할을 쉬지 않고 실행하고 있다.

그렇다면 건강검진에서 암세포가 발견됐다는 것은 무슨 의미인가? 만약 건강한 사람이라면 초음파, CT, MRI 등의 검사로 확인되고 암세포가 눈에 보이기 훨씬 이전에 이는 모두 제거됐어야 했다. 검사 결과 암세포가 발견됐다는 것은 그런 작은 암세포들이 눈에 보일 정도로 아무런 제약 없이 자라났음을 의미한다.

이렇게 발견된 암 덩어리는 분명 문제다. 하지만 더 큰 문제는 눈에 보이지 않은 작은 암세포를 미리 찾아내서 없애버렸어야 할 면역기능에 문제가 발생한 것이 아닌가를 의심해 봐야 한다. 마치 사회에서 조직 폭력배들이 활개를 친다면 폭력배들도 문제지만 이들을 미리 단속했어야 할 당국의 책임이 더 큰 것과 마찬가지다.

문제는 일단 암이라고 진단을 받으면 대부분의 환자가 거의 패닉 상태가 되어 정상적인 판단능력을 잃어버리는 것이다. 그리고 의사들의 권유대로 대부분 수술, 항암 치료, 방사선 치료 등을 거의 아무런 문제의식 없이 따른다. 하지만 이럴 때야말로 냉정하고 이성적인 판단을 해야 한다. 호랑이에게 물려가도 정신을 차려야 한다는 말이 꼭 들어맞는 상황이다.

우리는 흔히 미디어를 통해서 암에 걸린 환자의 5년간 생존율이 과거에 비해서 늘었다는 기사를 접한다. 동시에 완치율도 높아지는 추세라고 한다. 실제로 최근 보건복지부의 발표에 따르면 암 환자의 생존율이 전체 암 환자 수에 대비해서 70.3%를 넘겼다고 한다. 수치를 자세히 보면 전립선암 93.3%, 유방암 92%, 간암 32.8%, 폐암 25.1%

췌장암 10.1%다.

 통계의 정확한 의미를 모르는 사람이 보면 암 환자가 암 진단을 받고 항암 치료를 받으면 5년 후에 70%가 생존한다는 의미로 해석할 것이다. 결과적으로 항암 치료를 받고 생존한 환자가 전체 환자 중에 70%이니까. 그런데 이 통계의 의미를 잘 해석해야 한다. 이는 항암 치료가 아니라 다른 치료 방법을 선택하면 생존할 수 없다는 뜻으로 왜곡될 여지가 있기 때문이다.

 만약에 암 진단을 받은 환자가 수술과 항암, 방사선과 같은 치료를 받지 않으면 5년 후에 남김없이 사망하는데 수술, 항암, 방사선 등의 치료를 받으면 70%나 생존한다면 이는 대단하다고 할 수 있다. 하지만 현실은 그렇지 않다. 현대의학의 치료 방법을 거부하고 자연 치료, 한의학, 대체의학을 선택한 환자들이 있다. 이들의 생존율은 통계에 반영되지 못했다.

 현대의학이 아닌, 새로운 치료법을 택한 환자들의 생존율이 떨어지기 때문일까? 필자는 절대 그렇지 않다고 생각한다. 오히려 그 반대일 것이라고 확신한다. 물론 동일한 조건의 환자를 한쪽은 현대의학으로, 다른 쪽은 자연요법이나 한의학적 치료로 장기간 비교 조사한 데이터는 아직까지 나오지 않았다.

그렇지만 현대의학이 암을 치료하는 방법이 효과가 없다거나 오히려 인체에 해롭다는 주장은, 필자와 같은 한의사뿐만 아니라 서양의학을 전공한 의사들 가운데서도 오래 전부터 있어 왔다.

건강과 생명은 무엇과도 바꿀 수 없이 소중하다는 것에 이견을 가질 사람은 없다. 항암 치료는 건강, 생명과 직결되고 따라서 본격적으로 치료를 받기 전에 꼼꼼히 따져볼 필요가 있다. 의사의 지시에 그대로 따르는 것이 과연 상식적인지 환자 스스로에게 물어봐야 한다.

자동차를 한 대 살 때도 사기 전에 고민하고 판매자에게 꼼꼼하게 궁금한 점을 물어본다. 의료 소비자에게도 이러한 태도가 필요하다. 적어도 자신이나 가족이 받아야 하는 치료의 내용, 약물에 관해서 의사들에게 질문하고 그 부작용까지도 충분히 고려해야 하는 것이다. 그런 후에 치료를 결정하는 것이 상식적이다.

과거에는 의료 전문가인 의사가 모든 정보를 독식했다. 하지만 지금과 같이 인터넷이 발달한 상황에서는 조금만 조사를 해도 생각보다 많은 정보를 취할 수 있다. 이러한 수고로움을 피하지 말아야 하는 이유는 잘못된 선택에 따른 모든 결과는 환자나 그 가족이 감내해야 하는 경우가 많기 때문이다. "호랑이에게 물려가도 정신만 차리면 산다."는 격언의 의미를 다시 한번 강조하지 않을 수 없다.

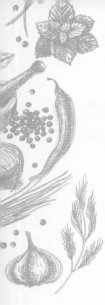

항암치료를 둘러싼
오해와 진실

현대의학이 지금의 철학과 방법론을 고수하면서 암을 정복할 수 있을까? 앞서 언급한 대로 파스퇴르의 철학을 계승한 현대의학은 암을 무조건 제거해야 하는 대상으로 여긴다. 그래서 현대의학은 조기진단의 결과에 따라서 암이 발견되는 즉시 수술을 시행한다. 이후에는 혹시 남아 있을지도 모르는 암세포를 죽이기 위해서 방사선요법과 항암 화학 요법을 추가로 시행하는 것을 치료의 원칙으로 삼고 있다.

발견된 암세포를 제거하는 데는 이러한 치료원칙이 효

과적일 수 있다. 하지만 치료를 받는 과정에서 손상되는 인체의 체력과 면역력은 암세포를 더 쉽게 자라게 하고 더 쉽게 전이되도록 한다. 무엇보다 가뜩이나 면역력이 떨어진 환자가 방사선과 항암제를 이겨낼 수 없으며 오히려 그 부작용으로 인해 더 빨리 사망에 이르게 될 가능성이 높은 것을 간과해서는 안 된다.

즉, 현대의학의 암 치료요법은 수술이나 항암치료를 견뎌야 하는 우리 몸에 대한 고민이 부족하다. 전쟁 중에 전쟁이 발생한 지역에 살고 있는 주민에 대한 고려가 전혀 없는 것과 마찬가지다. 그 땅에 살고 있던 원주민이 더 이상 살 수 없다면 전쟁에서 이긴들 무슨 의미가 있겠는가?

그러면 항암제와 방사선 요법 등의 항암치료의 문제점은 무엇일까? 우선 항암제에 대해서 알아보자. 항암제의 기원은 1,2차 세계대전 중에 인명을 대량으로 살상하기 위해서 개발된 독가스의 일종인 겨자 가스에 그 뿌리가 있다. 간단히 요약하면 독가스인 겨자 가스를 연구하던 중에 우연히 암세포의 성장을 억제하는 효과가 알려진 것이다. 그래서 전쟁이 끝난 후에도 암을 치료하는 항암제로 개발됐다. 이후에 다양하게 개발된 다른 항암제 역시 유사한 원리에 의해서 개발됐다.

의학적인 지식이 없어도 인명을 대량으로 살상하기 위해 만들어진 독가스에서 유래한 항암제가 인체에 유익할지, 아닐지를 판단하는 것은 어렵지 않을 것이다. 부작용이 만만치 않을 것이다. 모든 살아있는 생명체를 살상하는 능력이 뛰어난 독가스이니 독한 암세포들까지도 사멸시키는 능력이 있다고 봐야 한다. 문제는 이런 항암제가 정상적인 세포들에게도 치명적이라는 사실이다. 비뚤어진 뿔을 바로잡으려다가 소를 죽인다는, 교각살우(矯角殺牛)의 교훈을 떠올려 봐야 할 때다.

방사선 요법 역시 이와 비슷하다. 핵폭발 과정에서 발생하는 방사선이 인체에 치명적이란 사실은 상식이다. 수십년 전 구소련의 체르노빌에서부터 최근 후쿠시마 사태에 이르기까지 방사능은 오염된 장소의 모든 생명체를 파괴한다.

당연히 암세포 역시 방사선을 쪼이면 줄어든다. 하지만 방사선이 암세포에 도달하기까지 주변의 모든 정상적인 조직들 역시 방사선의 피해를 막을 방법이 없다. 우리 몸 고유의 면역기능이 사라지는 것은 물론이고 말이다.

최근에는 의학계에서도 이러한 문제점을 인식하고 새로운 치료법을 널리 알리고 있다. 그 주인공은 표적 치료다. 항암제나 방사선이 정상적인 조직을 피해서 암세포만 구별해서 공격하는 치료법이다. 그간의 항암 치료나 방사선 치료의 부작용을 의식하고 고안한 치료법이 아닌가 한다.

이러한 아이디어는 암 치료의 부작용이 보고된 초기부터 꾸준히 제기되어 왔을 것이다. 실제로 그런 치료가 개발된다면 현대의학의 또 다른 위대한 승리로 기억될 것이다. 항생제의 발명으로 세균과의 전쟁에서 승리한 것과 같은 경사가 아닐까? 하지만 불행하게도 이러한 치료가 성공했다는 이야기를 들은 적이 없다.

이는 현대의학의 암치료가 암세포의 성장이나 전이를 얼마나 효과적으로 막는가 하는 점을 최우선으로 고려하기 때문일 것이다. 이런 이유로 암을 앓고 있는 우리 몸은 우선적으로 고려되지 못하고 있다. 암 환자를 치료하기에 있어서 최우선으로 고려할 대상은 암이 아니라 암을 앓고 있는 환자의 몸, 더 정확하게 말하면 환자의 면역체계와 체력이다. 비뚤어진 뿔은 바르게 펴졌으나 정작 그 뿔의 주인공인 소가 죽어버린다면 무슨 소용이 있겠는가?

그러한 불행한 사태는 없어야 하겠지만 암이라는 진단을 받으면 치료를 시작해야 한다. 또 현대의학의 암치료를 고려한다면 먼저 그 환자가 항암이나 방사선치료를 끝까지 견딜 체력이 있는가를 먼저 고려해야 할 것이다. 여기에서 필자는 암세포 조직을 제거하는 외과적 절제술은 필요하다고 본다. 물론 외과 수술 역시 환자의 연령이나 체력을 고려해야 할 일이지만 말이다.

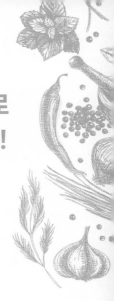

암, 면역으로
이겨라!

　　최근 항암요법의 패러다임이 면역으로 옮겨가고 있
다. 우리 몸의 면역체계를 강화하고 이를 기반으로 한 면
역요법을 통해서 암을 치료하는 방법이 암 치료의 대안으
로 떠오른 것이다. 면역과 함께 새로운 암 치료법으로 함
께 논의되는 것이 바로 '기능의학'이다.

　　기능의학의 목적은 병이 아닌 환자를 중심으로 치료가
이루어지는 것을 목적으로 한다. 미국이나 유럽을 비롯한
전 세계에서는 암 치료의 성과를 높이기 위한 중요한 방안
중에 하나로 기능의학을 거론한다. 이렇게 기능의학이 암

치료의 중요한 대안으로 떠오른 것은 그만큼 통합의학이 암 환자 치료에 있어서 효과적이기 때문이다. 특히 기능의학은 환자의 삶의 질을 개선시키는 데 있어서 탁월하다. 이로써 우리는 앞으로는 암 치료 또한 단순히 치료 성과를 높이는 것이 아니라 암 환자를 중심에 두고 치료를 전개하는 방향으로 발전할 것임을 알 수 있다. 기능의학은 수술과 치료제를 통해서 증상을 완화하는 데 그치지 않는다. 여기에 환자의 환경과 정신, 감정 등을 두루 고려한다. 의사의 역할도 환자의 병을 고치는 데 머물지 않는다. 환자와 상담을 해서 심적인 치료도 시도한다.

이뿐만이 아니라 식이요법과 환자의 영양 관리, 운동과 음악까지 환자가 건강한 삶을 되찾을 수 있도록 최선을 다한다. 환자 개인에게 적합한 치료법을 다양하게 제공하며 맞춤 치료를 선보이는 것이다. 이러한 기능의학은 수많은 사례를 통해서 가능성을 인정받았고 그 결과 미국 내 주요 메디컬 센터에서도 통합의학 프로그램을 적용하고 있다.

기능의학의 치료 원리

• 개인의 유전적 특징, 환경의 차이를 고려한 맞춤 의학을

추구한다.

- 환자의 질병보다는 질병을 앓고 있는 환자를 중심으로 사고한다.
- 환자의 육체적, 심리적 상태에 영향을 미치는 내적, 외적 요인을 치료 과정에 반영한다.
- 장기나 기관을 따로 인식하기보다는 복잡한 상관성을 생각한다. 인체를 전체적인 관점에서 인식한다.
- 건강이란 단순히 질병이 없는 상태가 아니다. 몸과 마음의 모든 기능이 생리적인 균형과 최적의 상태를 유지하는 것을 치료 목표로 삼는다.

이미 십수 년 전에 대체의학의 선구자는 다음과 같은 말을 남겼다.

"21세기에는 현대의학, 한의학, 대체의학이라는 구분 자체가 의미가 없는 시대가 될 것이다. 21세기에 생존하는 의학은 오직 치료 효과가 있는 의학이다."

말인즉 환자들에 의해서 치료 효과가 있는 것으로 증명된 의학만이 살아남는다는 뜻이다.

이미 세상은 국경이 무의미한 글로벌시대가 됐다. 학문

간의 영역은 점차 그 벽이 사라지고 모든 정보는 인터넷에 공개되어 있다. 다른 분야와 마찬가지로 의학도 새로운 연구가 끊임없이 활발하게 이뤄지고 있고 경쟁도 매우 치열하다. 그럼에도 면역에 바탕을 둔 기능의학이 암 치료의 중요한 대안이 된 것은 그만큼 치료 효과가 뛰어나기 때문이다.

이제는 환자들 스스로가 기존의 치료법에서 벗어나 새로운 시도를 할 수 있어야 한다. 병을 물리치는 데에 그치지 않고 내 몸을 지키고 수준 높은 삶을 이어갈 수 있는 치료법이 있다면 이제는 환자들도 변화에 발을 맞춰야지 않을까.

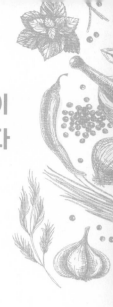

기능의학이
미래다

필자는 2010년 겨울, 오래 전부터 계획했던 미국 기능
의학회 학술대회에 참가했다. 이전부터 다양한 경로로 국
내에서 기능의학 치료법을 접했다. 그러면서 실제 미국에
서 일어나고 있는 움직임을 현장에서 체험해 보고 싶었다.
현대의학을 전공한 의사도 아닌 한의사로서, 용기를 내서
미국 플로리다로 갔다.

그곳에서 일주일간 세미나와 교육이 계속해서 이어졌
다. 제일 먼저 눈을 사로잡은 것은 학술대회를 주관하는
주최나 강사들 대부분이 현대의학을 전공한 전문의들이라

는 사실이다. 그것도 미국의 유명 의과대학을 졸업한 의사들이 많았다. 수강생들 역시 거의 모두 현대의학을 전공한 의사들이었다.

미국이 아닌 타지에서 온 수강생은 필자와 호주에서 온 의사뿐이었던 걸로 기억한다. 이런 소소한 사실을 기억하는 이유는 학술대회가 열릴 당시에 주최 측으로부터 북미 아이스하키 프로리그 입장권 몇 장을 선물 받았기 때문이다. 당시 학술대회장에서 가장 먼 곳에서 온 수강생에게 격려의 의미로 선물을 증정했다.

거의 모든 수강생들이 미국에서 개원한 의사들이었고 그것도 일반의가 아닌 전문의들이었다. 통상적으로 전문의들도 보수교육이나 다양한 학술대회를 통해서 자신이 전공한 분야의 새로운 정보를 배우고 습득한다. 하지만 이와 같이 전공도 아닌 분야의 학술대회에 다양한 전문의들이 모인 것이다. 이러한 사실은 필자로부터 상당한 호기심을 끌기에 충분했다.

첫 날 강사인 마크 하이먼의 강의가 특히 인상적이었다. 그는 당시 기준으로 30년 후인 2040년이 되면 전 세계 인류의 3대 사망 원인이 암, 자가면역 질환, 우울증으로 대표되는 정신질환이 될 것이라고 일갈했다. 또 현재의 서양 의학으로는 이들 질환에 대하여 치료 방법이 없고 미래에도 없을 것이라고 주장했다.

이미 다양한 통계가 앞서 언급한 질환이 폭발적으로 증가하고 있다는 사실을 뒷받침한다. 뿐만 아니라 병원에서 처방하는 약물로는 이들 질환을 충분히 효과적으로 치료할 수 없다. 왜냐하면 병원에서 처방하는 약물은 단순히 질병의 진행을 늦추거나 현재 상태를 유지시키는 것뿐이기 때문이다. 의학계도 이러한 사실을 알면서도 기존의 치료 방법을 그대로 답습하고 있어 안타깝다.

마크 하이먼은 의료 체계 전반에 대한 문제를 제기했다. 그는 또 대안을 제시하기도 했다. 이런 질병을 효과적으로 치료하기 위해서는 기존의 의료와는 근본적으로 차별화된 새로운 인식전환이 필요하다. 단순히 몇 가지 기전의 발견이나 안정성이 결여된 신약의 개발이 아니라 암, 자가면역 질환, 우울증뿐만 아니라 만성 질병을 인식하는 방법론을 근본적으로 바꾸어야 한다고 역설했다.

이런 현실적인 필요성에 의해서 탄생한 것이 기능의학(Institute of Functional Medicine)이다. 기능의학은 이미 이들 질환들에 대해서 부작용이 적으면서도 효과적인 치료법을 제시하고 있다. 따라서 더욱더 많은 의사들이 이러한 치료법을 임상에 적용할 것이라는 게 마크 하이먼의 주장이었다.

기능의학이란 무엇인가

기능의학(Functional Medicine)은 잘 낫지 않는 만성 난치성 질환을 새롭게 인식하고 단순히 수술과 약물이 아닌 보다 효과적인 치료 방법을 찾아내기 위한 목적으로 탄생했다. 기능의학을 실천하는 의사들은 환자들의 증상과 혈액이나 영상 등 검사 결과 만으로 진단하거나 처방하지 않는다. 그보다는 증상을 초래하게 된 근본적인 불균형, 생리현상, 환경적인 요인, 환자의 유전적인 특징을 먼저 살핀다.

기능의학에서는 환자의 잘못된 생활습관의 교정, 생활환경의 개선을 통해 부조화된 기능을 회복하는 것이 매우 중요하다. 기능의학의 치료 목적이 단기간에 증상을 호전시키는 것이 아니라 질병의 근본 원인을 찾아내고 해결하는 데 있기 때문이다.

세미나에서 만난 많은 의사와의 대화도 기억에 남는다. 그들이 얼마나 3대 질환을 포함한 난치성 만성질환을 치료하는 현재의 치료법에 좌절하고 있는지 알 수 있었다. 또 그들도 새로운 치료법을 갈망하고 있음을 느낄 수 있었다. 미국에서 소위 잘나가는 의사들이 일주일씩이나 자리를 비우고 플로리다의 작은 도시에 모인 데에는 그만한 이유가 있지 않겠는가?

그런데 정말 놀라운 것은 기능의학에서 새로운 치료법이라고 제시하는 방법들이 생각하기에 따라서는 특별한 것이 없는 치료법이 대부분이라는 점이다. 각종 암, 류머티즘 관절염, 루푸스병과 같은 자가면역 질환, 우울증이나 치매와 같이 상상만으로도 무시무시한 질병의 치료법이라고 하면 엄청난 전문지식이 필요할 것 같지 않은가? 일반인들은 접근하기 어려울 거 같지만 알고 보면 그렇지 않다. 우리가 특별한 전문지식 없이 일상적으로 반복하는 의식주 활동을 과학적으로 분석해 보면 무척 전문적인 것처럼 보이는 것과 마찬가지였다.

다른 예를 들어보면 우리는 자동차의 모든 부품이 어떤 재료로 만들어지고 이것들이 어떤 메커니즘으로 돌아가는지 잘 모른다. 그런데도 자동차를 운전할 수 있다. 이처럼 무시무시해 보이는 만성 난치성 질환들을 예방하고 치료하는 방법은 의외로 가까운 데 있다는 점을 새롭게 발견한 것이다.

다만 검증도 안 된 치료법을 맹목적으로, 무조건 적용하는 것은 곤란하다. 과학적인 근거가 뒷받침된 치료법만 활용해야 한다. 인터넷에 떠도는 근거 없는 치료법과 새로운 치료법을 혼동돼서는 안 된다.

이후 등장한 강사들은 그들이 현대의학의 전문의임에도 우리가 늘 먹는 음식과 채소, 약초와 허브, 비타민이 어떻게 만성 난치성 질환을 치료하는 데 적용될 수 있는지에 대해서 강조했다.

우리는 어려운 문제는 당연히 어렵고 힘든 과정을 통해서만 해결된다는 편견에 사로잡히기 쉽다. 그런데 문제해결의 답이 멀고 잘 모르는 곳에만 있는 것은 아니다. 의외로 우리 가까운 곳, 일상적인 곳에 있는 경우도 많다.

일주일 내내 이어진 기능의학 세미나는 치료가 불가능해 보이는 만성 난치성 질환의 치료법이 의외로 쉬운 곳 즉, 우리 일상생활 속에 있음을 일깨워 줬다. 발병 원인이 일상에 있고 당연히 예방과 치료 방법 역시 일상생활의 의식주에 있다는 것을 확인시켜주는 과정이었다.

하지만 우리는 한 가지 사실을 명심해야 한다.

"어떤 암에는 무슨 음식, 무슨 특효약이 좋다더라."

"어떤 병은 약물이, 약초가 운동이 효과가 있다더라."

이러한 접근법은 경계해야 한다.

다시 한번 강조하지만 필자는 현대의학의 무용론을 주장하거나 반대하는 입장이 아니다. 다만 세상의 모든 현상을 한 가지 관점이나 철학으로 설명할 수 없듯 인류의 질병 역시 파스퇴르 이후 주류가 된 현대의학의 관점으로만 해결될 수 없다는 점을 말하고 싶다.

21세기에 들어서 인류를 위협하는 질병은 이미 그 이전의 세기와는 확연하게 다르다. 세균에 의한 전염병 질병, 예를 들면 흑사병, 콜레라, 천연두, 폐결핵 등이 기승을 부리던 시대는 저물었다. 자가면역 질환, 알레르기, 우울증, 암, 만성 염증 등이 이미 난치병으로 자리 잡았기 때문에 그에 맞는 치료법이 필요하다. 또 효과적인 치료법을 개발하기 위해서는 과거의 패러다임에서 벗어나서 새로운 치료 방법을 적극적으로 모색해야 한다.

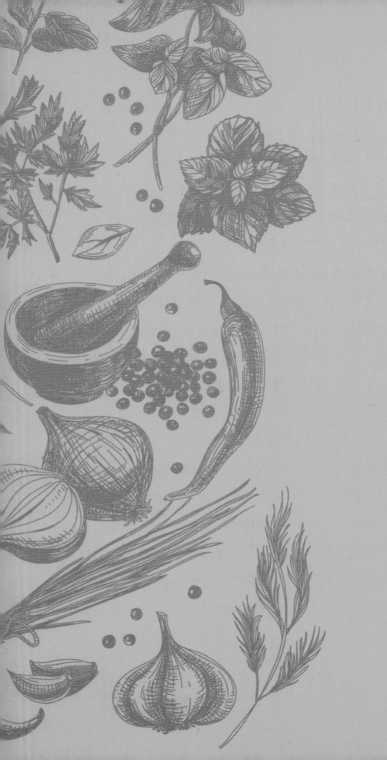

면역치료가
희망이다

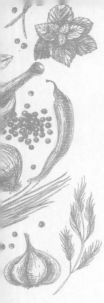

150년 전
논쟁을 돌아보다

  프랑스의 화학자 파스퇴르(Louis Pasteur,1822-1895)를 모르는 사람은 없을 것이다. 파스퇴르는 의사가 아님에도 인류를 수많은 질병의 위험으로부터 구해낸 위대한 학자로 기억된다. 그는 현대 의학이 지금의 모습으로 존재하게 하는 데 가장 큰 기여를 한 사람이다.

  파스퇴르가 활동할 당시 유럽의 의학계에서는 질병의 발병 원인에 대해서 격한 논쟁이 있었다고 한다. 파스퇴르와 논쟁을 벌인 이는 동시대의 학자 앙투앙 베샹이다. 두 학자의 논쟁이 중요한 이유는 이후 서양의학의 운명을 결정하는 결과를 낳았기 때문이다.

이미 유명한 미생물학자였던 파스퇴르는 모든 질병의 발병 원인은 세균이나 바이러스와 같은 미생물이라고 주장했다. 반면에 베샹은 모든 질병은 우리 몸 안의 불균형에 의해서 발생한다고 주장했다. 동시에 질병에 대한 치료법 역시 파스퇴르는 미생물을 죽이거나 몸 밖으로 몰아내는 방법을 내세웠고 반면에 베샹은 우리 몸 안에 깨어진 균형을 회복하면 질병은 저절로 회복된다고 주장했다.

논쟁의 결과는 우리 모두가 익히 알다시피 파스퇴르가 승리했다. 그 후 파스퇴르는 초등학교 교과서나 위인전은 물론이고 그의 이름을 딴 각종 연구소를 비롯해서 대중적인 유제품에도 등장하는 과학사에서 가장 유명한 인물 중 한 명이 되었다. 반면에 베샹은 철저히 잊혀져 의학에 특별한 관심이 있는 사람 정도나 알아본다. 그런데 백 년이 훨씬 지난 지금, 현재의 의료 상황을 보면 가까운 미래에 우리는 베샹이 역전승하는 것을 지켜보게 될지도 모른다.

두 사람의 주장을 좀 더 자세히 살펴보자. 파스퇴르는 질병의 원인이 외부의 미생물, 외인(外因)이라고 봤고 베샹은 균형을 잃은 우리 몸 안, 내인(內因)에 있다고 주장했다.

덧붙여 설명하자면 베샹은 미생물의 존재를 몰라서 내인을 주장한 것이 아니라 미생물이 침입하더라도 우리 몸 안의 균형이 완벽하다면 질병이 걸리지 않는다고 주장했다. 이는 한의학이나 기능의학 또는 면역의 관점에서 보면 단순한 외인설보다 타당하다.

하지만 과정이야 어찌됐건 논쟁의 승자는 파스퇴르였다. 일설에 따르면 파스퇴르는 말년에 베샹의 주장이 옳았다고 인정하였다고 전해진다. 하지만 모든 축복은 파스퇴르에게 쏟아졌다. 이후 서양의학은 철저히 파스퇴르의 이론에 기초하여 눈부신 발전을 이루었고 인류의 삶에 크게 공헌했다. 파스퇴르 이전에 인류의 생명을 위협하고 죽음의 공포를 안겨준 수많은 전염병, 세균 등이 이후 등장한 예방접종이나 항생제와 같은 첨단 의료기술에 정복됐다. 또 인류는 드디어 질병의 공포로부터 해방되는 시대가 곧 다가올 것을 믿어 의심치 않았다.

하지만 현실은 그리 녹록지 않았다. 곧 올 것만 같던 질병으로부터 완전히 해방된 시대는 지금까지도 오지 않았다. 과거 파스퇴르 시대에는 존재조차도 미미하거나 없었던 질병, 예를 들면 암, 치매, 당뇨병, 류머티즘 관절염을 비롯한 각종 자가면역 질환, 우울증 등이 인류를 위협하는 새로운 강적으로 등장한 것이다.

더 문제가 되는 것은 이러한 질병들에 대해서 아직 확실한 치료법도 없고 새로운 치료법이 나올 거라는 공허한 선전만 가득하다. 자세히 들여다보면 아직 희망 사항이지, 언제 치료법이 개발될지 아무도 모른다(이는 전적으로 필자의 생각이니 동의 여부는 독자의 판단에 맡긴다).

여기서 필자는 150년 전 파스퇴르와 베샹의 논쟁을 다시 돌아보게 된다. 모든 질병은 몸 안으로 침입한 미생물에 의해서 발생한다는 파스퇴르의 이론에 충실한 현대의학은 실제 수많은 세균의 치료법을 발견했고 질병을 정복했다. 하지만 앞서 언급한 질병을 자세히 보면 미생물과는 관계가 거의 없다. 물론 전혀 없다고는 할 수 없지만 있다 하더라도 직접적이지 않다. 그보다는 오히려 150년 전에 베샹이 주장한 내인과 더 깊은 관계가 있다는 것을 알 수 있다.

그러나 세계의 주류인 현대의학은 파스퇴르 이론의 철저한 신봉자이자 계승자로서 의료기술을 발전시켰음에도 그 이론적 토대에서 한 치도 벗어나지 못한 치료를 시행하고 있다. 현대의학의 추세가 아직도 질병을 앓는 사람의 내적 균형에는 무관심하면서 질병 자체를 치료하려고만 한다. 그렇기 때문에 치료의 결과가 신통치 않은 것이 아닌지 생각해 봐야 할 것이다.

파스퇴르와 베샹의 주장 비교

	파스퇴르	베샹
질병의 원인	외부에서 침입한 미생물	우리 몸, 내부의 불균형
치료 대상	미생물	우리 몸
치료 방법	미생물을 죽이거나 차단함	우리 몸의 균형 회복
치료 수단	항생제, 수술, 화학요법	영양, 약초, 식단, 운동, 휴식

필자는 파스퇴르와 베샹, 두 사람의 주장이 모두 옳다고 본다. 어떻게 보면 이 주제로 굳이 논쟁을 벌이고 승자와 패자를 나누었다는 사실이 어리석게 보일 정도다. 질병의 발병 원인은 외부에 있을 수도 또한 내부에 있을 수도 있

는 것이다.

한의사인 필자의 관점에서 보면 베샹의 주장은 놀라울 정도로 한의학의 철학과 유사하다. 베샹이 동양의학에 대해서 어느 정도의 지식이 있지 않았나 할 정도인데 이렇게 관점을 달리하면 이전에 보이지 않았던 많은 것들이 새롭게 보인다. 현대의학이 적어도 150년 전 베샹이 주장한 질병의 발병이론에 대해서 보다 많은 주의를 기울인다면 현재의 난치성 질환에 대해서 지금보다는 나은 치료 결과를 보여주리라 생각한다.

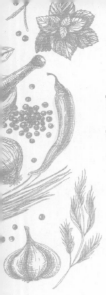

현대의학의
한계와 딜레마

"진리는 늘 변한다."

현대의학의 운명을 결정한 파스퇴르와 베샹의 논쟁에서 파스퇴르가 일방적인 승리를 거둘 수 있었던 결정적인 이유는 무엇이었을까? 필자는 당시의 질병에 그 열쇠가 있다고 본다. 즉, 당시 인류의 건강을 위협하는 최대의 적은 전염병이었다. 중세에 유럽 인구의 3분의 1을 죽음으로 몰고 간 페스트를 비롯해 당시로서는 원인도 모르는 전염병이 발생하면 바로 얼마 전까지 멀쩡하던 사람들의 떼죽음으로 이어지고 공동체는 파괴되는 악순환의 역사가 반복되었다.

지금의 2030은 전염병의 무서움을 알지 못할 것이다. 그런데 필자가 초등학교 다닐 때만 해도 전염병이 얼마나 무서운 질병인지 학교에서 교육을 받았다. 아파서 피하고만 싶던 예방접종 주사를 줄을 서서 맞던 기억도 생생하다. 이제는 필자도 그 시절 기억이 희미해져서 가끔 전염병에 대한 뉴스를 접해도 그때와 같은 공포는 느끼기 힘들다.

그렇기 때문에 당시에 전염병의 원인이 미생물에 의한 것임을 밝히고 그에 대한 완벽한 치료법을 제시하는 파스퇴르의 이론이 승리한 것은 너무나 당연하다. 자고 나면 멀쩡하던 나의 가족이 죽어나가는 마당에 몸의 밸런스를 회복하자고 하는 베샹의 주장은, 한가한 소리로 치부될 법도 하다. 파스퇴르의 연구 업적에 수많은 학자들의 노력이 더해지면서 인류는 전염병의 공포에서 서서히 벗어났다.

이밖에 현대의학의 주류가 된 서양의학 발전의 뿌리에는 제 1,2차 세계대전이 있다. 인류의 재앙이었던 두 차례의 전쟁 중에 과학기술은 눈부시게 발전했고 수많은 인명의 손실 속에 외과술을 비롯한 의학 기술이 이전 시대와는 비교할 수 없을 만큼 비약적으로 발전했다.

이견이 있기도 하지만 흔히 현대의학을 이끈 3대 발명으로 항생제와 마취제, 현미경을 꼽는데 이 중 페니실린도 전쟁과 관련이 있다. 2차 대전 중에 우연히 발견한 항생제인 페니실린 덕분에 수많은 생명을 미생물로부터 구해낼수 있었다. 또 마취법은 현재와 같은 외과 수술을 가능하게 했다. 마취제가 아니라면 그 많은 치과와 수술실은 아비규환이 됐을 것이다. 현미경의 발명은 파스퇴르가 주장한 미생물의 존재를 눈으로 확인할 수 있도록 했다.

그런데 승자의 독배라고 해야 할까? 2차 대전 이후 유례없는 평화와 번영의 시대에 인류는 모든 질병을 정복하고 무병장수가 손에 잡힐 듯한 시대를 맞았다. 그런데 바로 이 시점에 인류는 새로운 질병으로 고통받았다. 암과 자가면역 질환, 성인병, 대사증후군, 알레르기 질환, 우울증, 비만 등이다.

이들 질병은 질병의 기전이 복잡하고 다양해서 서로 연관성이 없어 보이지만 공통점이 있다. 그것은 바로 염증이다. 다시 말하면 면역체계가 복잡하게 관여하는 만성 염증이라는 특징이 숨어있다.

애초에 의사들도 이러한 질병은 염증이 문제라는 사실

을 알았고 이미 발명해 놓은 수많은 소염제, 진통제 등으로 충분히 해결할 수 있다고 생각했다. 실제로 질병 초기에는 이러한 약물들이 효과가 있었다. 하지만 문제는 이런 염증이 쉽게 재발하는 데 있었고 약물을 중단하면 증상이 악화됐다.

"모든 약은 곧 독이다."

이 말은 자연에서 채취한 약초보다는 특별한 목적으로 개발된 약물일 경우에 특히 더 그러하다. 계속되는 염증을 강력한 소염제로 억제하기를 반복하다 보면 어느 시기가 되면 더 이상 효과가 나타나지 않거나 오히려 약물의 부작용이 더 심각한 문제를 발생시키는 경우가 많다.

이것이 현대의학의 딜레마다. 단기간에는 효과가 매우 뛰어나지만 장기적인 관점에서는 효과가 없거나 더 큰 문제를 야기하는 것이다. 왜 이러한 상황에까지 이르게 되었을까? 여러 가지 요인이 있겠지만 필자는 파스퇴르적인 질병관이 가장 큰 원인이라고 생각한다.

파스퇴르적인 질병관에 의하면 모든 질병의 원인은 외부에서 침입한 미생물에 있다. 따라서 체내 세균을 죽여야 하며 염증은 가능한 빠르게 없애고 비정상적인 조직은 수술로 제거해야 한다.

현대인을 괴롭히는 모든 질병이 이러한 철학에 따라 처방된 약물로 단시간에 제거되고 다시 재발하지 않는다면 이는 너무나 훌륭한 방법론이다. 하지만 현대인들을 괴롭히는 만성 염증은 그리 단순하지 않다. 마치 쫓아도 다시 날아드는 파리와 같이 잊을 만하면 다시 나타나서 끊임없이 인류를 괴롭히는 지긋지긋한 존재인 것이다.

이러한 만성 염증을 효과적으로 치료하려면 더 이상 염증 자체가 아닌 염증을 일으키는 환자의 몸에 더 주의를 기울여야 한다. 즉 어떤 이유로 염증이 재발하는지 알아야 한다. 산불이 나면 먼저 불을 꺼야 하지만 산불이 계속 난다면, 그 원인을 찾아야 하는 것과 같은 이치다.

이런 이유로 지금에 와서 150년 전에는 패자였던 베샹의 철학이 재평가되어야 하는 것이다. 영원한 승자도 영원한 패자도 없다는 말은 이런 경우에 적용된다. 다만 누가 현재의 질병을 더욱 효과적으로 치료할 수 있는 철학과 방법론을 제공하는가에 의해 승패가 나뉠 뿐이다.

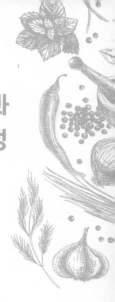

조기 진단과
조기 치료의 함정

　요즘은 의사들이 방송에 출연해서 입담을 자랑하는
일이 흔하다. 어려운 의학을 쉽고 재미있게 접근해서 대중
이 원하는 의학 정보를 제공하는 프로그램이 인기를 끌고
있다. 그런데 방송에 출연한 의사들은 입을 모아서, 반드
시 지켜야 할 수칙인 양 주장하는 것이 있다. 바로 정기적
인 검사를 통해서 병을 조기에 발견하라는 것이다. 또 발
병 초기에 진단을 받고 적극적으로 치료하라고 권한다.
　질병의 치료가 아니더라도 세상만사가 문제가 더 커지
기 전에 하루라도 빨리 문제를 발견해서 해결하는 것이 중요하다. 이는 누구도 부인할 수 없는 사실이다. 사실 암이나 류머티즘 관절염과 같이 치명적인 난치성 질환의 경우 너무 늦게 진단이 내려지면 난감하다. 어떻게 해볼 수 없는 속수무책의 상황에 이르게 되는 경우도 심심치 않게 볼 수 있다. 이런 경우를 가족이나 가까운 지인의 상황으로 경험해본 적이 있다면 정기적인 검사를 통해서 조기에 치료를 받아야 한다는 것을 신앙처럼 믿는 것도 무리는 아니다.

조기 검진과 조기 치료에 대해서 이야기하면 필자의 병원에 온 50대 여성 환자 한 분이 떠오른다. 환자는 며칠 전부터 관절이 붓고 아프다면서 대학병원에 가서 검진을 받아 볼 계획이라고 했다. 그 말을 듣고 질문을 했다.

"증상이 오래 됐습니까?"

그러자 환자가 대답했다.

"아뇨. 며칠 전부터 이러는데 아마도 최근에 업무량이 많아서 그런 거 같아요."

"그러면 얼마간 푹 쉬면서 경과를 관찰해보고 그래도 낫지 않으면 검사를 받아보는 것이 어떨까요?"

"음…. 류머티즘 관절염일지도 모르는데 무서워서 얼른 진단을 받아 보려고요. 류머티즘 관절염은 무조건 조기에 치료해야 된다는 이야기를 들었거든요."

필자의 진단으로는 그 상황에서 류머티즘 관절염 검사를 받는 것은 시기상조였다. 좀 더 관찰한 후에 판단해 보는 것이 좋겠다는 의견을 전달하고 대화는 일단락됐다.

이후에 그분이 실제로 검사를 받아보았는지, 자연히 회복되었는지, 아직도 검사 여부를 두고 갈등하고 있는지 알 수 없다. 하지만 이런 경우가 너무나 비일비재하다는 데 주목해야 한다.

만약 그 환자가 증상이 호전되지 않아서 대학병원에서 류머티즘 관절염에 대한 검사를 받아보았다고 가정해보자. 검사 결과는 다행히 아직까지는 특별한 이상이 보이지 않거나 불행하게도 환자의 우려처럼 류머티즘 인자가 양성으로 나타나거나 둘 중에 하나일 것이다.

우선 전자의 경우, 의사에 따라서 검사 결과가 양호하니 걱정하지 말라고 할 수도 있고 검사 결과는 이상이 발견되지 않았지만 통증이 있으니 진통 소염제를 복용해 보고 다시 내원하라고 할 수도 있을 것이다. 일이 진행될 가능성은 반반이지만 실제로는 진통 소염제를 복용하는 경우가 대부분이다. 대형병원일수록 그럴 가능성이 높다.

다음 후자의 경우에는 본격적으로 류머티즘 관절염의 치료, 즉 정기적인 검사와 지속적인 약물 투여의 수순을 밟을 것이다. 필자가 살펴본 바로는 이 환자가 류머티즘 관절염으로 진단될 가능성은 낮다. 하지만 조기검진의 목표가 부주의로 지나칠 수 있는 가능성을 줄이자는 것이기에 이 두 가지 경우의 수를 생각해볼 수 있다.

그런데 여기서 의문을 가져야 할 점은, 과연 이러한 검진과 치료가 류머티즘 관절염을 예방하고 치료하는데 효과적인가 하는 것이다. 류머티즘 관절염은 자가면역 질환으로 아직까지 근본적인 치료 약물이 존재하지 않고 증상을 완화시키는 강력한 소염제를 복용하는 것이 치료의 처음이자 마지막이다.

즉, 류머티즘 관절염이 이미 시작되었든지 아니면 류머티즘 관절염으로 진행될 가능성이 있는 두 가지 경우 모두 병의 진행을 반대로 되돌리는 치료법은 존재하지 않는다. 그렇다면 조기검사와 조기 치료가 무슨 소용일까. 단순히 통증을 줄여주고 염증을 가라앉히는 대증요법만이 전부라면 오히려 나중에 더 큰 재앙을 초래할 위험성이 높다. 장기간 약물을 투여하고 이로 인한 부작용이 따라올 수 있는 것이다. 질병의 초기에 더 많은 시간과 노력이 필요한 것은 맞지만 자연요법과 같은 더욱 안전한 치료법을 적용해 볼 기회를 완전히 박탈당할 위험성이 있는 것이다.

이유 없는 관절통이나 피로, 발열, 두통, 심장 두근거림, 가려움증, 복부 팽만감 등은 우리 몸이 보내는 경고다. 다시 말해서 내 몸 안에서 무언가 좋지 않은 일이 벌어지고 있다는 신호라고 봐야 한다. 그 몸 안에서 벌어지는 일을 근본적으로 해결하지 않고 통증을 가라앉히고 증상을 완화했다고 치료를 받았다고 생각하면 곤란하다. 이러한 치료는 후에 더 큰 재앙을 몰고 올 가능성이 높다.

한 가지 밝혀둘 것은 필자는 통증을 없애고 증상을 완화시키는 대증치료에 무조건 반대하는 입장이 아니다. 환자의 상태에 따라 필요하다면 얼마든지 필요하다. 동시에 더욱 중요한 것은 원인을 찾는 노력을 멈추어서는 안 된다. 또한 약물을 장기간 사용해야 한다면 인체에 해가 없는 약물로 대체하거나 약물을 줄이는 노력을 아끼지 않아야 한다.

필자는 현대의학이 원인을 알 수 없는 증상으로 장기간 치료를 받는 환자들에게 증상치료와 동시에 근본 원인을 찾아서 치료하는(한의학이나 기능의학적 관점에서의 근본 치료) 노력을 병행하는 경우를 본적이 거의 없다. 기울였다는 사례에 대해서 들어본 적이 거의 없다. 유사한 방법으로 노력을 기울이는 병원이나 의사가 방송에 소개되는 것을 본 적이 있으나 너무나 예외적인 경우였기 때문에 방송에 소개됐던 것이다. 조기검진과 조기 치료가 반드시 좋은 것인지, 환자 스스로가 다시 한번 깊이 생각해 볼 필요가 있다.

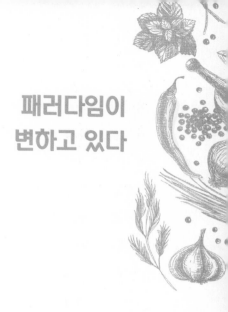

패러다임이
변하고 있다

2000년 초반에 영국의 권위 있는 학술지 〈브리티시 메디컬 저널(British Medical Journal)〉에 다음과 같은 논평이 실렸다.

"오늘날 진료실에서 매일 환자를 대하는 의사들을 당혹하게 하는 것은 환자들의 발병 원인이 세균이나 바이러스처럼 단순한 것이 아니라 불분명하고 종종 알 수 없는 것들로 이루어진 것이라는 점이다."

질병의 원인이 뚜렷하지만 그것이 외부의 미생물이 아닌 인체 내부의 불균형에 의해서 발생한 경우라면 의사는 이러한 질병을 단기간에 효과적으로 치료해 줄 약물이나 처치법을 찾기 어렵다. 또 질병이 세균 등의 미생물에 의해 발생한 것이라고 해도 원인이 불분명하다면 효율적인 치료법을 찾기 어렵기는 마찬가지다.

치료는 물론이고 발병 원인을 찾기에도 복잡하고 모호한 경우, 의사는 시간이 많이 걸리는 원인치료를 하기보다는 대증치료를 선택한다. 그래야 환자들이 호소하는 증상이나 혈액검사에 나타난 수치를 호전시키는 치료를 가능한 신속하게 할 수 있기 때문이다.

지난 세기는 서양의학의 황금기였다. 인류를 위협하던 대부분의 세균은 강력한 항생제 앞에 무릎을 꿇고 투항했다. 그리고 외과적 수술 기술의 비약적인 발달로 과거에는 불가능했던 사망 직전의 환자를 되살리는 것은 더는 신기한 일이 아닌 당연한 일로 받아들여지게 되었다. 심지어 인간의 장기까지 손쉽게 이식하는 시대에까지 이르렀다.

하지만 21세기에 진입한 오늘날 인류를 실질적으로 위협하는 질병은 지난 세기의 그것과는 전혀 다른 형태의 질병이다. 바로 자가면역 질환, 대사성 질환, 각종 암과 같은 원인이 불분명한 만성적인 염증성 질환이 그것이다.

현대의학이 지난 세기 세균과의 전쟁에서 승리를 만끽하고 있는 동안에 만성적인 염증성 질환은 이미 현대인의 질병의 80% 이상을 점령했다. 그뿐만 아니라 전체 의료비 지출의 90% 이상을 차지하고 있다.

이제 현대의학은 기로에 서있다. 원인이 분명하고 단순한, 예를 들어서 병원성 세균과 같은 질병에 대한 치료법이 아니라 원인이 불분명하고 만성적으로 반복되는 염증성 질환에 대한 새로운 치료법을 찾아야 하는 것이다.

여기서 말하는 만성적인 염증성 질환은 인체의 여러 기관들의 기능 이상이 장시간 진행돼서 나타나는 질병이다. 따라서 병을 초래한 기능 이상을 바로 잡는 것이 건강을 회복하는 가장 중요한 일이다. 기능 이상은 환자의 유전적인 요인이 장기간의 생활습관이나 환경과의 상호관계 속에서 발생한다. 따라서 개개인에 따른 생리적 특성이나 개인마다 다른 식생활, 주거환경, 대인관계 등을 우선적으로 고려해야 한다.

당연히 밖으로 나타난 증상과 검사 결과에 따라 신속한 진단과 처방을 하기보다는 질병을 일으키게 된 근본적인 불균형, 개개인의 서로 다른 생리현상, 환경적인 요인, 유전적인 특징을 먼저 고려해야 하는 것이다.

　그에 따라 환자의 잘못된 생활습관을 교정하고 생활환
경을 개선해서 기능을 회복하는 것이 필수다. 겉으로 드
러나는 증상을 완화시키기 위해서 약물을 투여하기보다는
질병을 근본적으로 치료해서 건강을 회복시키는 것이 지
름길이다.

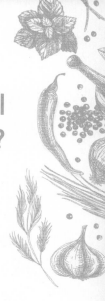

증상이 있는데
원인을 모른다?

통상적으로 질병은 일곱 가지의 실제적인 불균형에 그
원인이 있다.

질병을 유발하는 일곱 가지 불균형

- 호르몬과 신경전달 물질의 불균형
- 면역 기능 이상
- 소화와 흡수 기능 이상
- 세포 단위에서부터 척추에 이르기까지 구조적인 불균형
- 스트레스에 의한 심리적 불균형

- 해독 기능 이상
- 산화와 환원의 불균형과 미토콘드리아의 기능 이상

　모든 질병은 이상의 일곱 가지 불균형이 복잡하게 얽힌 결과다. 불균형이 해결되면 수술이나 약물 없이 질병은 사라진다. 그런데 암이나 자가면역 질환과 같은 생명을 위협하는 난치성 질환이 아님에도 의사들을 곤혹스럽게 하는 질병이 있다. 질병이라고 하기보다는 잘 낫지 않은 모호한 증상이라고 하는 편이 더 정확한 표현이다.

　이러한 증상을 전문적인 용어로 MUS(Medically Unexplained Symptoms)라고 한다. 우리말로 하면 '의학적으로 설명이 되지 않는 증상들' 정도로 해석할 수 있다. MUS는 전신에 걸쳐서 나타난다. 대표적으로 피로감, 두통, 전신통, 소화불량, 우울감, 심박동수 증가, 복부의 팽만감 등이 있다. 당연히 누구나 한번쯤 경험해 보았을 것이고 대수롭지 않은 증상이 대부분이다. 나타났다가 사라지기를 반복하는 피부 트러블이나 원인 모를 알레르기 증상도 여기에 해당된다.

　이는 누구에게나 쉽게 나타나는 증상이고 별다른 치료 없이 저절로 호전되기도 한다. 진통제나 소화제 등을 단기간 복용해서 완치된다면 말 그대로 별 의미가 없는 증상이다. 하지만 연중 대부분의 시간을 이러한 증상 때문에 병원을 찾는 사람의 입장이라면 이야기가 달라진다.

동시에 이러한 환자들을 진료하는 의사의 입장도 난처하기는 마찬가지다. 약물을 처방하면 듣는 듯 하지만 약물을 중단하면 쉽게 재발하고 각종 검사를 해봐도 특별한 이상소견이 나오지 않는 경우가 대부분이기 때문이다.

증상이 있음에도 혈액 검사 등의 검사에 이상이 나타나지 않으면 환자들은 의사들로부터 신경성이라든지, 환자가 너무 예민해서 그렇다든지 하는 모호한 결론을 듣고 만족해야 한다. 아니면 검사의 범위를 더욱 확대해서 고가의 검사를 권유받는 경우가 많다. 하지만 검사를 추가로 진행한다고 해서 정확한 진단이나 원인을 발견하기란 거의 불가능하다. 왜냐하면 애초에 의학적으로 설명되지 않는 증상이기 때문이다.

환자는 검사에서 뚜렷한 원인을 찾지 못하고 불편한 증상을 계속 느낀다. 그렇기 때문에 증상을 완화시키는 약물을 복용하는 경우가 대부분이고 약물을 중단하면 증상이 재발된다. 결국 발병 원인은 모른 채 장기간 약물을 복용하는 경우가 많다. 이로써 환자는 약물 오남용의 위험에 처한다. 이미 전 세계가 약물 오남용에 의한 경제적, 사회적 비용을 엄청나게 치르고 있다.

앞서 언급한 증상은 모두 만성 염증에 의한 것이다. 원인을 알 수 없거나 여러 가지 요인이 복합적으로 작용하여 면역기능에 이상으로 발생하는 것이다. 한편으로는 대수롭지 않게 볼 수 있는 이러한 증상에 주의해야 하는 이유는, 가벼운 만성 염증을 치료하지 않고 내버려둘 경우에 암이나 자가면역 질환 등 만성난치성 질환이 될 위험성이 높기 때문이다. 염증은 몸 안에 있는 불(火)과 같은 존재다. 이는 염증을 한자로 쓸 때 염(炎)이라는 한자가 불(火)자를 두 개 겹쳐 높은 형상인 것만 봐도 짐작할 수 있다.

작은 불씨가 조건만 맞으면 거대한 산불로 얼마든지 번질 수 있다. 우리 몸도 마찬가지다. 신체 일부의 제한된 작은 염증이라도 적당한 요인이 더해지면 심각한 만성 염증이 전신에 크게 영향을 미칠 확률이 높다.

피해를 입지 않으려면 작은 불씨 단계에서 불을 꺼야 한다. 거대한 산불로 번지고 나서는 진화 작업이 매우 어렵다. 작은 염증도 더 큰 염증이 되기 전에 치료하는 것이 훨씬 현명하다. 물론 의학적으로 설명하기 어려운 증상들이므로 원인을 찾기가 쉽지 않다. 하지만 근본적인 원인을 찾기 위한 노력을 멈추어선 안 된다.

또 처방받은 소염제가 잘 듣는다고 해서 약물에만 의존해서는 더더욱 안 된다. 물론 소염제를 단기간만 복용해도 완치된다면 마다할 이유가 없다. 하지만 반복적으로 증상이 재발한다면 가능한 원인을 찾아야 근본적인 해결책을 찾을 수 있다.

원인을 알 수 없는 피로, 미열, 전신통, 복통이나 불쾌감, 피부 트러블, 알레르기 증상은 우리 몸의 면역체계에 이상이 발생했다는 신호다. 즉, '면역 이상'이라는 경고등이 켜진 것이다. 어렵지만 원인을 찾아서 면역기능을 정상적으로 회복시켜야 후환이 없다.

원인을 찾는 노력이 난해하다고 해서 원인을 찾지 못한 채 간편한 소염제 등으로 증상을 사라지게 하는 것은 억지로 경고등을 끄는 것과 같다. 그 결과 환자 자신도 모르는 사이에 위험한 결과를 초래할 수 있다.

초기의 이러한 증상들은 반드시 의료 행위나 약물로만

치료되는 것만이 아닐 수도 있다. 규칙적인 생활이나 건
강한 음식, 운동 등 약물이나 처치가 아닌 요법으로 근본
적인 해결책을 찾을 수 있는 경우가 많은 것을 명심하자.

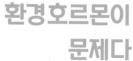
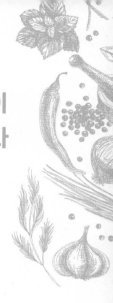

환경호르몬이
문제다

"작년에 맘모톰을 한 번 했는데요. 이번에 검사했더니 반대쪽에 또 결절이 생겼어요. 모양도 좋지 않고 수술을 해야 할 거 같대요."

갑상선저하증으로 치료받고 있는 환자가 고민을 털어놨다. 맘모톰이란 유방 조직 내에 진공 흡입관과 회전 칼날이 들어있는 특수한 관을 넣어서 내시경으로 내부를 직접 확인하면서 유방 양성 결절과 의심스러운 조직을 적출하는 수술이다. 국소마취를 하고 수술이 진행되며 유방 병변으로 수술을 받기 전에 조직검사 용도로 주로 쓰인다.

이 환자는 이미 갑상선에 암은 아니지만 작은 결절이 있었고 수년 전에는 자궁내막증으로 한 차례 수술을 받은 경험이 있었다. 암이나 혹이라고 하는 양성종양이야 남녀노소를 불문하고 꾸준히 증가하는 추세이긴 하다. 하지만 최근 30~40대 젊은 여성에게서 특별히 많이 보이는 종양이 따로 있다. 바로 갑상선, 유방, 자궁과 난소에 혹이나 암의 발생률이 급격하게 증가하고 있는 것이다.

후진국이나 개발도상국보다 선진국에서 이러한 추세가 더욱 뚜렷하다. 그래서 전문가들은 이 문제를 다음과 같이 접근한다. 여성의 사회 진출, 늦은 결혼과 그에 따른 늦은 출산, 저조한 출산율, 식생활의 변화, 운동 부족, 환경오염 등이 원인일 것이라고 말이다. 당연하지만 새로울 것도 없는 답답한 분석이다.

전문가들의 진단과 해법이 잘못됐다는 것이 아니다. 그보다는 여성들에게 뚜렷한 솔루션을 제공해주지 못하는 게 문제다. 솔루션이 없으니 질병은 계속해서 폭발적으로 증가할 것으로 보인다. 이는 현재의 서양의학에서 조기진단이나 진단 후 수술 방법의 편리성에 관심을 보이는 경향 때문이기도 하다.

사실 갑상선암의 경우도 실제 암 환자가 폭발적으로 증가했다고 보기 어렵다. 그보다 진단 기술의 발달로 과거에는 미처 발견할 수 없었던 크기의 암까지도 샅샅이 찾아낸 결과 갑상선암 환자의 숫자나 증가율이 최고가 되었다는 주장이 설득력을 얻는다. 쉽게 말하면 몰랐어도 괜찮을 것을 괜히 초정밀 검사로 없던 병도 만들어 낸 것이 아니냐는 것이다.

이런 주장이나 그에 대한 반론은 닭이 먼저인지 아니면 달걀이 먼저인지의 논쟁처럼 쉽게 결론낼 수 있는 것은 아니다. 하지만 어느 쪽의 주장이나 그 나름의 근거가 있다. 수술 방법 역시 과거에는 전신 마취를 전제로 한 수술이 많았다. 그런데 지금은 수술보다 국소마취 위주의 간단한 시술로도 가능하게 됐다. 누군가는 현대 여성들이 첨단 의학 기술의 혜택을 과거의 여성들에 비해서 많이 누리고 있다고 말한다.

하지만 원점에서 다시 생각해 보면 전혀 다른 결과가 나올 수 있다. 애초에 초정밀 검사법이나 편리한 수술 방법을 개발하면서 동시에 암이나 혹이 생기지 않도록 하는 방법을 연구하고 보급해야 하지 않을까. 수술과 예방 중에 무엇이 더 중요한가? 건강과 질병뿐만이 아니라 세상의 모든 일에서 소 잃고 외양간 고치는 것보다 예방이 더 중요하다.

예를 들어서 갑상선암일 경우에 전절제할 것인지 반절제할 것인지, 로봇수술을 할 것인지 아닌지, 절제 후에 동위원소 치료를 할 것인지 말 것인지 선택 사항이 다양하다. 그런데 이 모든 선택은 마치 도둑맞은 외양간에 CCTV를 달 것인지 아닌지 카메라의 화소를 얼마로 할 것인지 결정하는 것과 비슷하다.

다시 원래의 논제로 돌아가서 최근 3040 젊은 여성들에게 흔히 발생되는 갑상선, 유방, 자궁과 난소의 혹이나 암은 모두 호르몬의 변화에 민감하다는 공통점이 있다. 여성들은 생리의 시작과 더불어 전신의 호르몬 기관의 활동이 왕성하다. 특히 임신과 출산을 경험하는 30~40대의 호르몬의 변화는 일생에서 가장 드라마틱하다.

임신과 출산에 직접적으로 관여하는 장기가 바로 난소, 자궁, 유방 그리고 갑상선이며 이는 생리, 임신, 출산의 기간 중에 왕성하게 활동한다. 역으로 생각하면 여러 장기 가운데서 가장 혹사당하고 병을 일으킬 가능성이 높다.

물론 사실 정상적인 생리, 임신, 출산의 경우에는 여성의 고유의 기능이다. 그런데 현대에 와서 여성의 몸은 피임약, 난임이나 불임으로 인한 호르몬제의 남용 등으로 호르몬의 급격한 변화를 겪는다. 이로 인해서 이들 장기의 정상적인 기능이 인위적으로 방해받는 경우가 많다.

특히 심각한 것은 환경호르몬에 의한 호르몬의 교란 상태다. 필자는 그 방대하고 복잡한 환경 호르몬의 종류나 인체에 미치는 영향에 대해서 전부 알지 못한다. 하지만 중요한 것은 이들 환경호르몬이 우리 몸 안에서 호르몬과 경쟁한다는 사실이다. 그러면서 내분비계를 혼란에 빠뜨리는데 환경호르몬 중에서 특히 문제가 되는 것은 제노에스트로겐(Xenoestrogen)이다. 이것은 이름만 보아도 짐작이 가겠지만 여성호르몬의 활동을 교란시킨다.

이러한 환경호르몬이 우리의 생활주위에 없는 곳이 없다. 음식, 의류, 화장품, 약품, 농약, 주방용품, 가구, 플라스틱 등에서 광범위하게 발견된다. 결국 우리는 현대문명의 편리함의 대가를 값비싸게 치르고 있는 셈이다. 이런 환경호르몬의 위험성은 오래 전부터 알려졌지만 지금까지 뚜렷한 대안을 마련하지 못했다. 생활의 편리함을 포기하지 못하는 어정쩡한 상태가 계속되고 있는 것이다.

가끔 한두 가지 제품이나 성분이 매스컴을 통해서 이슈가 된다. 잠깐 떠들썩한 반응을 보이지만 얼마간의 시간이 지나면 대중의 관심에서 멀어진다. 현실은 달라지지 않고 답답한 상황이 반복된다.

이런 현상은 전 지구적인 현상이다. 환경호르몬 문제를 지적하는 학자들이나 의사들은 미국과 같은 선진국에도 많이 있다. 하지만 언제나 그들의 목소리는 소수의 메아리일뿐이고 생활이나 환경이 획기적으로 변화하는 경우를 보기 어렵다.

그나마 최근 커피 전문점에서 일회용 컵이나 플라스틱 빨대의 사용을 금지한 것은 정말 큰 변화다. 하지만 이것도 전체로 보면 빙산의 일각에 지나지 않는다. 가끔 고집스런 개인이 고지식하게 친환경적인 삶을 실천하기도 한다. 하지만 일반적인 관점에서 보면 보편적인 삶을 거부하는 괴팍한 성격의 소유자들이나 융통성 없는 사람들이라는 평가를 받는다. 또한 실제로 친환경적인 삶을 사는 것은 엄청나게 불편하다. 과연 그러한 방법이 대중의 지지나 호응을 쉽게 얻을 수 있을지 의심스럽다.

하지만 확실한 점은 환경호르몬은 우리 몸의 고유한 내분비 기능을 교란시키고 생식 기능을 방해한다는 사실이다. 심지어 환경호르몬으로 인해서 인류가 멸종할 수도 있다고 주장하는 학자들도 있다.

한때 지구에서 번성했던 공룡들이 멸종한 원인에 대해서 혹성충돌, 화산 대폭발 등 다양한 학설이 있다. 하지만 유력한 설은 파충류라는 종의 특성으로 인해서 대기의 급격한 온도 변화를 이기지 못한 것이 아닌가 하는 것이다. 그 결과 공룡 수컷들이 사라지고 멸종에 이른 것으로 본다. 지금도 이들 환경호르몬의 영향으로 남성들의 몸이 점차 여성화 되고 있다. 정자의 수도 수십 년 전에 비해 평균적으로 반 정도로 줄어들었다.

여성의 몸도 위협받기는 마찬가지다. 과도한 여성호르몬의 불균형을 초래하고 동시에 여성호르몬 중에서 에스트로겐의 활동이 증가했다. 비만이나 암의 발병률이 높아지는 것도 이 때문이다. 여성호르몬이 직접적으로 작용하는 자궁, 난소, 유방, 그리고 갑상선에서 혹이나 암의 발생 빈도가 폭발적으로 높아졌다. 이러한 상황이 개선되지 않는 한 이들 4대 암의 발생률이 앞으로도 높아지면 높아졌지 낮아지지는 않을 것이다.

현대인이라면 환경호르몬의 위험성에 대해서 어느 정도 인지하고 있다. 그리고 될 수 있으면 그러한 위험을 피하고자 노력한다. 그럼에도 실제로 암이나 혹을 예방하기 어려운 이유가 있다. 만약 위험에 노출되더라도 대부분 단시간 내에 가시적인 암이나 혹으로 나타나지 않기 때문이다. 또한 비슷한 위험에 노출되더라도 개인의 유전적 감수성이나 해독 능력에 따라서 가시적인 결과로 드러나는 시기는 천차만별이다. 그렇기 때문에 더더욱 그 개연성을 인지하고 예방하기가 어렵다.

사정이 이러해도 현대인이라면 이런 위험을 가볍게 볼 수 없다. 그 이유는 지구환경의 오염은 갈수록 심해질 것이며 실제 이들 질병의 발병률은 지금도 폭발적으로 증가하고 있기 때문이다.

앞서 환자의 경우처럼 건강 검진을 통해서 혹이나 초기 암을 발견하고 가벼운 시술로 제거하는 경우가 많다. 몇 년의 시간이 지난 후에 또 다른 장기에 이전과 비슷한 혹이나 조직을 발견하면 다시 최첨단 시술로 제거한다. 이런 방식의 치료를 남은 평생 반복하는 것이 발달된 과학이나 의료기술의 혜택을 받고 있는 것일까?

다소 어렵고 남들이 보기에 별나 보이더라도 미리 환경 호르몬을 차단하고자 노력해야 한다. 그래야 미래에 언젠가 생길 수 있는 암이나 혹의 발생을 예방할 수 있다. 이는 수술보다 훨씬 현명한 방법이다.

"현명함이란 위험한 곳에서 묘수로 벗어나는 것이 아니다. 애초에 위험을 초래하지 않는 것이다."

옛사람들의 충고를 진지하게 생각해 볼 때다.

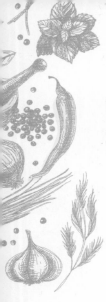

알레르기가
몸을 위협한다

필자가 대학을 졸업할 때만 해도 알레르기는 부자들이나 걸리는 질병쯤으로 여겨졌다. 오늘날에는 알레르기가 감기나 독감처럼 흔한 질병이 됐고 환절기에 감기가 잘 걸리는 사람들 중에 알레르기 한두 가지 없는 사람들이 드물 지경이다.

흔히 알레르기는 비염이나 피부염, 아토피 등 일상을 방해하는 성가신 증상들이 많다. 그런데 관여하는 면역세포의 종류나 정도에 따라서 매우 다양하다. 또 증상을 방치하면 암으로 발전하거나 사망에 이르기도 할 정도로 심각한 질병이다.

결국 알레르기란 면역세포가 일으키는 과민반응을 일컫는다. 과민한 정도에 따라 생활에 불편을 주는 가벼운 증상에서부터 생명을 위협하는 경우까지 다양하다고 이해하면 되겠다.

대부분의 알레르기 환자들은 어떤 대상이 알레르기를 일으키고 증상을 악화시키는지 알고 있다. '과민반응'이라는 말을 해석해보면 정상적으로는 몸이 아무런 반응도 일으키지 않아야 함에도 공연히 반응을 일으키는 것을 의미한다. 과민반응을 자주 보이는 사람이 별것도 아닌 말이나 행동에 자극을 받아서 소모적인 분쟁을 일으키는 것과 비슷하다.

과민한 사람의 성격을 고치는 것은 쉬운 일이 아니어서 주위 사람들이 알아서 조심하여 쓸데없는 논쟁을 피하게 된다. 알레르기도 이와 비슷하다. 사실은 면역세포가 잘못된 것이지만 그 원인을 고칠 수 없으니 다만 과민반응을 일으키는 대상을 피하는 것이 알레르기 치료의 가장 효율적이고 현명한 방법이라고 할 수 있다.

예를 들어서 동물 털에 알레르기가 있다면, 동물을 가까이 하지 않아야 한다. 그런데 이러한 사실을 알면서도 개나 고양이를 포기하지 못하는 난처한 경우가 있기도 하다. 만약 그렇다고 해도 원인이 무엇인지 알고 있다면 그 나름의 해법을 찾을 수도 있을 것이다.

이보다 심각한 것은 알레르기가 있음에도 어떤 것이 알레르기를 일으키는지 모르는 경우다. 병원에서 알레르기 검사까지 했는데도 알 수 없는 경우도 있다. 상식적으로는 이해가 되지 않을 수 있지만 이러한 현상은 매우 흔하다.

왜 그럴까? 이 모든 것을 이해하려면 대단히 복잡한 면역체계를 이해해야 한다. 의과대학을 우수한 성적으로 졸업한 의사가 평생을 바쳐도 다 이해하지 못하는 것이 면역체계이다. 그만큼 면역체계는 복잡하고 난해하다. 그럼에도 간단히 즉시형 면역반응과 지연형 면역반응을 이해하는 것으로 어느 정도 정리는 가능하다.

원래 면역체계란 외부 환경의 위험한 모든 인자 즉 세균, 바이러스와 곰팡이는 물론이고 그 밖에도 우리 생명과 건강을 위협하거나 할 가능성이 있는 모든 요소들로부터 생명과 건강을 지킨다. 그렇기 때문에 단순할 수 없고 대단히 복잡한 체계를 갖추고 있다,

우리가 일반적으로 생각하는 알레르기 반응을 떠올려 보자. 예를 들어 꽃가루를 들이 마시거나 동물의 털을 만졌을 때 우리 몸은 즉시 재채기를 하거나 피부에 두드러기가 나거나 가려움을 느낀다. 이것이 즉시형 알레르기 반응이다.

즉시형 알레르기 반응은 말 그대로 바로 나타나기 때문에 환자가 어떤 물질에 반응하는지 쉽게 알 수 있다. 즉시형 반응은 대상에 접촉한 즉시 늦어도 10분 정도의 짧은 시간 내에 반응이 시작된다. 이때 나타나는 증상으로는 재채기, 가려움증, 두드러기, 심한 경우 호흡곤란 등이다. 그래서 즉시형 알레르기 환자들은 어떤 대상을 피해야 하는지 스스로 파악이 가능하다.

반면 지연형의 경우에는 환자가 자신의 신체에 나타나는 증상이 알레르기 때문인지는 다른 원인인지 대상을 인식하기가 매우 어렵다. 왜냐하면 알레르기 반응에 의해서 증상이 나타나기까지는 적어도 수시간에서 많게는 며칠이 걸리기 때문이다. 여기에 증상이 매우 전신적이고 모호하기 때문에 환자는 더욱더 혼란스럽다.

즉시형의 경우에는 '항원'이라고 불리는 알레르기 반응

을 유발하는 대상 물질에 접촉되면 바로 증상이 시작된다. 그러기 때문에 애초에 접촉이 시작된 부위에 증상이 나타난다. 주로 호흡기나 피부, 안구 등에서 증상이 나타난다. 호흡기는 기침, 재채기, 콧물 등이, 피부는 두드러기나 가려움증이, 안구는 가려움증, 충혈 등의 증상이 나타난다.

지연형 알레르기 반응은 항원과의 접촉이 주로 소화관에서 이루어진다. 항원이 소화 과정을 통해서 인체로 흡수된 이후에 혈액을 통해 순환되면서 수 시간에서 수일 후에 증상이 나타나는 것이다. 그렇기 때문에 소화불량과 가스가 차는 현상은 물론이고 피로감, 두통, 우울, 관절통, 가려움증, 부종 등 다양한 증상이 나타난다.

쉽게 한 가지 시나리오로 설명하면 만약 어떤 사람이 바나나에 지연형 알레르기 반응을 보이는데 이 사실을 모르고 3일 전에 바나나를 먹었다고 하자. 그는 3일 후에 심한 피로감과 함께 신체 일부에 가려움증을 느끼면서 무릎 통증까지 호소한다. 과연 이 모든 증상의 원인이 3일 전에 먹었던 바나나에 있다고 어느 누가 확신할 수 있을까? 더욱이 최근에 스트레스 받는 일이 있었고 평소에도 무릎 관절이 아팠다면, 바나나에서 원인을 찾기란 매우 어렵다.

필자의 환자 중에 지금도 기억나는 사례가 있다. 이 환자는 갑상선 기능 항진증을 앓던 50대의 중년 여성이었다. 이 환자는 평소 소화불량과 복통, 체중감소 불면증, 갱년기 증상, 천식 스프레이를 휴대해야 할 정도의 천식 등의 만성 염증 증상을 보였다.

환자의 전반적인 증상을 보면 대부분 갑상선 기능 항진증 환자에게서 나타나는 증상과 오래전부터 앓아왔던 만성 염증인 천식이 동반된 경우였다.

그런데 3개월간 면역기능을 개선하는 치료를 해도 환자의 상태나 증상은 특별히 호전되지 않았다. 환자에 따라 호전되는 속도나 증상의 차이는 있게 마련이지만 대부분 3개월 정도 꾸준히 치료하면 차도를 보이는 경우가 많다. 그럼에도 이 환자는 호전과 악화를 오고가는 불안정한 모습만 보일뿐이었다.

이럴 때 필자는 거의 마지막 수단으로 음식 알레르기 검사(지연형 알레르기 검사)를 권유하고 결과를 기다려 보자고 한다. 검사 결과 마늘에 대한 반응이 매우 높게 나왔다. 다른 90종의 음식에 대해서는 미미한 양성반응이 있을 뿐이었다.

우리는 일반적으로 마늘은 해독과 면역에 좋은 음식으로 알고 있다. 실제로 마늘의 중요한 성분인 알리신은 항암작용과 고지혈증 예방에 효과가 있다. 환자 역시 마늘이 몸에 좋다고 알고 있었다. 그래서 마늘을 먹지 않는 것이 좋겠다는 필자의 권유에 반신반의하는 모습을 보였다.

"난처하네요. 남편이 건강에 좋다고 오래전부터 마늘을 즐겨 먹었거든요. 그래서 저도 다른 사람들보다 마늘을 많이 섭취하는 편인데요. 최근에는 흑마늘을 만들어서 매일같이 먹고 있어요. 그런데 정말 먹으면 안 되는 건가요?"

필자의 설득과 권유 끝에 환자는 마늘 복용을 한동안 중단했다. 그러자 다음번에 환자가 내원했을 때 필자에게 놀라운 말을 들려주었다.

"마늘을 그만 먹었더니 복통이 사라지고 소화가 잘돼요. 가슴이 조여오는 것 같던 천식도 많이 줄었어요!"

즉시형 알레르기 반응과 지연형 알레르기 반응

	즉시형 알레르기 반응	지연형 알레르기 반응
반응 시작 시간	수분 내	수 시간에서 수일 후에
관여하는 면역	IgE	IgG, IgM ,IgA
반응이 일어나는 신체 부위	호흡기, 피부 안구	우리 몸 어느 곳에도 나타날 수 있다.
증상의 종류	호흡곤란, 기침, 재채기, 콧물 눈물, 피부가려움증, 두드러기 등	두통, 전신통, 피로감, 소화불량, 복부 팽만감, 과민성 대장 증상, 피부증상, 관절통, 원래 있던 알레르기나 염증이 심해짐, 여드름 등,
증상의 특징	특징적인 제한된 증상이 주를 이룬다.	증상이 막연하고 애매하다.
알레르기 유발물질	음식, 꽃가루, 동물의 털, 의류 등 인체에 접촉하는 모든 물질이 대상이 된다.	음식
검사	IgE면역반응검사	IgG면역반응검사

많은 사람이 즉시형 알레르기에 대해서는 어느 정도 알고 있어도 지연형 알레르기는 생소하게 여긴다. 관절통이나 피부 염증 등이 음식 알레르기 때문일 것이라고 생각하지 못하기 때문이다. 이제라도 이러한 사실을 알고 음식 섭취가 얼마나 중요한지, 나에게 맞는 음식이 무엇이며 어떻게 섭취할지 제대로 알아야 할 것이다.

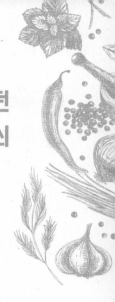

당신이 몰랐던
면역의 열쇠

섬유질이나 비타민D가 주목받은 것은 비교적 최근
의 일이다. 섬유질과 비타민D가 면역력을 높이는 데 도움
이 된다고 밝혀졌기 때문이다. 이들이 면역에 어떤 영향을
끼치고 면역력을 높이는 데 어떤 역할을 하는지 자세하게
알아보자.

섬유질 (Dietary Fiber)

섬유질이 건강과 면역에 관여해서 어떤 역할을 하는지
가 새롭게 관심을 끌고 있다. 그런데 사실 섬유질 자체는

칼로리나 영양소가 희박하다. 인간은 섬유질을 직접 소화할 수 없다. 김치뿐만 아니라 모든 채소와 과일에 섬유질이 함유되어 있어 섬유질 섭취가 중요하게 보이지 않기도 한다. 최근에 섬유질이 무슨 이유로 이렇게 떠올랐는지 쉽게 이해가지 않을 수도 있다.

그런데 진화론의 관점에서 현대인의 식생활과 질병의 변화를 보면 그 중요성을 쉽게 이해할 수 있다. 사냥과 채집에 의존했던 조상들은 영양분을 얻기 위해서라면 먹을 수 있는 것들을 닥치는 대로 먹어야 했다. 예를 들면 산과 들에서 허기를 달래고 생존하기 위해서 풀뿌리, 줄기, 열매 등 먹을 수 있는 것이라면 무엇이든지 먹어야 했다. 그런데 이런 상태에서 섬유질이란 어쩔 수 없이 풍부하게 먹을 수밖에 없었다. 섬유질이 중요하다기보다는 오히려 성가신 존재에 가까웠을 것이다.

하지만 현대인들은 주로 정제된 음식을 주식으로 섭취한다. 쌀도 섬유질이 풍부한 현미가 아니라 도정해서 섬유질과 영양분을 거의 제거한 흰쌀을 먹고 과일 대신에 과일 주스를 마신다. 자라나는 아이들 역시 섬유질이 풍부한 거친 음식보다는 섬유질이 거의 없는 가공 음식이나 부드러운 음식을 선호한다. 그렇기 때문에 우리의 조상과 비교할 때 섬유질 섭취가 절대적으로 부족하다. 오늘날 폭발적으로 증가한 비만, 당뇨병 그리고 각종 면역질환의 원인을 섬유질 부족이라고 봐도 이상하지 않을 정도다.

극단적인 예로 과거 조선시대 말기나 일제 강점기 수탈이 심한 시기에, 조상들은 먹을 것이 없어서 산에서 나무 줄기를 벗겨서 죽을 쑤어 먹었다고 한다. 비극적인 이야기지만 필자는 당시에는 영양실조로 죽을지언정 지금과 같이 비만, 당뇨병이나 난치성 면역질환은 걸리지 않았다고 확신한다. 면역은 건강했을 것이라는 말이다.

그렇다면 섬유질이 우리 몸에서 어떤 역할을 하기에 이 정도로 중요한 걸까?

섬유질의 역할

1. 일부는 장내 유산균의 먹이가 되어 유산균을 건강하게 한다. 그 과정에서 비타민B와 비타민K를 만들고 해로운 세균들을 죽이는 지방산을 만든다. 이러한 과정을 통해 면역체계를 건강하게 한다.

2. 포만감을 생기게 해서 식욕을 조절함으로써 비만을

막는다. 당분이 인체로 흡수되는 속도를 느리게 해서 혈당이 급속하게 올라가지 못하게 함으로써 당뇨병을 예방하기도 한다.

3. 변비와 설사를 치료한다.
4. 담즙을 통해서 배설된 독소와 중금속 등과 결합한다. 그 결과 독소와 중금속 등이 소화 과정에서 다시 체내로 재흡수되는 것을 막고 안전하게 대변으로 배설되게끔 유도한다.

면역의 관점에서 보면 섬유질이 장내 유익한 균들의 먹이가 된다는 점을 주목할 필요가 있다. 유산균 영양제가 다른 영양제들과 구별되는 가장 특별한 점은 우리가 유산균을 섭취할 목적으로 유산균을 섭취하는 것이 아니라는 것이다. 모든 비타민과 미네랄, 오메가3 등의 영양소는 장에서 체내로 흡수해서 대사과정에 사용하고 보충해야 한다.

하지만 유산균은 체내가 아니라 장내에 이주해서 정착하고 스스로 번식할 목적으로 섭취한다. 그러므로 일단 장내에 성공적으로 정착한 이후에는 이론적으로는 더 이상 유산균을 섭취할 필요가 없다. 대신에 장내의 유산균들이 건강하게 유지하도록 도와주면 된다. 이때 필요한 것이 유산균의 먹이가 되는 섬유질이다. 나무가 없는 산에 초기에는 나무를 심는 것이 필요하지만 일단 숲이 조성되고 나면 나무를 새로 심기보다 숲의 생태계를 관리하는 것이 더 중요한 것과 같은 이치다.

알려진 대로 섬유질은 각종 채소, 뿌리채소, 견과류, 과일, 현미, 그리고 해조류에 풍부하다. 섬유질을 섭취하려면 다양한 식품을 먹을 수밖에 없다. 중요한 성분만을 골라 먹기를 선호하는 현대인들의 입맛을 일깨울 수 있을 것이다.

섬유질에는 최종적으로 소화되는 것과 소화되지 않는 섬유질이 있다. 그런데 둘 중 어느 것을 섭취해도 인체에 이롭다. 채소와 과일의 경우 상대적으로 거칠고 단맛이 없는 것들이 섬유질이 풍부하다는 것을 알아두면 좋다.

비타민D(D3)

최근 중년기 여성들의 골다공증 예방에 비타민D의 역할이 널리 알려지면서 비타민D를 복용하는 사람들이 많아졌다. 하지만 비타민D가 골다공증 예방 외에도 면역기능에 중요한 역할을 한다는 사실은 많이 알려져 있지 않다.

비타민D는 감기나 독감에 대한 저항력을 길러주고 현대의학으로는 치료법이 없는 자가면역 질환을 예방하고 치료하는 데 중요한 역할을 한다. 또 암세포의 성장을 억제하기도 한다.

그밖에도 뇌신경을 보호하여 우울증과 치매를 막아주고 피부를 튼튼하게 하며 당뇨병과 심장병을 예방하는 효과가 있다. 식이섬유와 마찬가지로 식욕을 조절하여 비만을 예방하기도 한다. 이쯤 되면 비타민D야말로 일당백의 만병통치약으로 불려도 손색이 없을 것이다.

그런데 비타민D의 이러한 순기능을 오해해서는 안 된다. 비타민D가 심각하게 진행된 모든 질병을 단시간에 치료해 준다는 말이 아니다. 비타민D가 부족하면 걸리기 쉬운 질병이 있고 또 이러한 질병을 앓고 있는 사람들은 비타민D를 충분히 유지하여야 병의 진행을 억제하고 증상을 완화시키고, 치료에 도움이 된다고 이해해야 한다.

이처럼 비타민D의 중요성이 널리 알려졌음에도 연구에 따르면 한국인의 비타민D 결핍 비율은 세계 최고 수준이라고 한다. 실제로 필자의 환자들 중에도 비타민D가 충분한 환자들은 열 명에 한두 명 정도에 불과하다는 것을 알고 의아하게 생각했다. 그러던 중에 환자들과의 대화를 통해서 비타민D가 결핍될 수밖에 없는 몇 가지 원인을 나름대로 이해하게 됐다.

비타민D를 섭취하는 방법은 햇빛과 음식, 그리고 영양보충제 등이 있다. 먼저 음식의 경우에는 연어와 고등어 등의 일부 생선, 계란, 우유 등에 비타민D가 있다. 언뜻 생각하면 이런 음식을 통해서 충분히 비타민D를 보충할 수 있을 것 같다. 하지만 실제로 이들 식품에 포함된 비타민D의 양은 매우 적다. 식품만으로 비타민D를 충분히 보충하기 어렵다.

다음은 햇빛을 통해서 비타민D를 흡수하는 방법이 있다. 식물이 햇빛으로 광합성을 하듯이 인간도 피부를 통해서 생명과 면역에 절대 필요한 비타민D를 흡수할 수 있다고 하니 참 신비한 일이 아닐 수 없다. 문제는 어느 정도 햇빛에 노출돼야 하는가이다.

노출 시간과 부위에 대해서는 학자들마다 의견이 너무나 달라서 오히려 혼란스럽기까지 하다. 또 지역적, 계절

적인 영향과 자외선 차단제의 사용, 공기 오염 때문에 햇
빛으로 비타민D를 흡수하기가 쉽지 않다. 특히 여성들의
경우 하얀 피부를 선호하기 때문에 햇빛을 통해서 비타민
D를 충분히 흡수하기가 쉽지 않다.

음식을 통해서 섭취하는 것 또한 음식을 조리하면서 열
에 의해서 비타민D가 파괴되는 경우가 많다. 현실적으로
영양제를 꾸준히 복용해서 비타민D가 부족하지 않도록 하
는 것이 좋다.

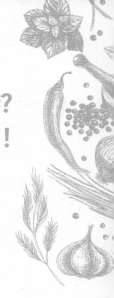

잠이 보약?
잠은 면역!

현대인은 다양한 이유로 수면이 부족하다. 학업이나
업무가 많기도 하고 스마트폰, 게임, 웹서핑 때문에 쉽게
잠을 이루지 못한다. 하지만 이유가 무엇인지 간에 만성적
인 수면 부족은 매우 위험하다. 잠이 부족하면 결국 여러
가지 질병이 나타나기 때문이다. 따라서 잠을 잘 이루지
못하는 환경에 있더라도 충분한 수면을 통해 면역력은 물
론 건강을 지키는 지혜가 필요하다.

그러면 숙면과 건강의 상관관계부터 알아보자. 우선 수
면이 부족하면 백혈구가 병원균의 침입에 제대로 대처하

지 못한다. 그래서 감기와 독감에 걸리기 쉽다. 이렇게 잠은 건강을 유지하는 데 있어서 기본이자 필수다. 만약 지속적으로 수면 부족이 장시간 지속되면 인체의 면역 기능이 떨어진다. 그리고 감염성 질환의 위험은 높아진다. 그런데 과학자들은 수면 부족이 면역력을 떨어뜨린다는 사실은 알았지만, 그 정확한 기전은 알지 못했다.

최근 독일 튀빙겐 대학의 연구팀은 그 이유를 설명해줄 연구 결과를 발표했다. 이 연구의 핵심은 면역 반응에 중요한 역할을 하는 T 세포다. T 세포가 바이러스 같은 외부 침입자를 파악하고 달라붙기 위해서는 여러 가지 물질이 필요하다. 여러 가지 물질 중에 하나인 인테그린(integrin)을 억제하는 수용체와 수면 중에 나오는 호르몬의 관계를 추적했더니 결과가 놀라웠다.

우리가 자는 동안 호르몬의 수치는 큰 변화를 보인다. 예를 들어서 아드레날린은 각성과 관련된 호르몬이라서 자는 중에는 자연스럽게 감소한다. 여기서 밝혀진 것이 아드레날린은 인테그린의 작용을 억제한다는 것이다. 이렇게 되면 수면 시간이 부족할 경우, 바이러스와 관련된 면역 기능이 떨어질 수 있다. 면역 기능이 완전히 정지되는 것은 아니다. 하지만 바이러스가 생존해서 감염을 일으킬 가능성은 커진다. 아마도 인테그린을 비롯한 여러 면역 물질은 수면이 부족할 때 증가하는 호르몬의 영향을 받아서 면역력 감소에 영향을 주는 것으로 보인다.

또 잠을 자는 동안 유익한 호르몬이 분비된다. 특히 여성에게 가장 필요한 성장호르몬도 잠을 잘 자야 분비된다. 성장호르몬은 피부를 젊게 해주고 탄력을 좋게 해준다. 키가 커야 하는 아이들에게 좋은 것은 말할 것도 없다. 또 한 가지 중요한 호르몬이 멜라토닌이다. 바로 이 멜라토닌이 면역기능을 강화해준다고 알려지면서 각광받고 있다.

그렇다면 어떻게 자야 잘 잤다고 할 수 있을까? 보편적으로 말하는 숙면이란 잠자리에 들어서 30분 안에 잠이 들고 자는 중에 한 번도 깨지 않으면서 6~7시간을 자는 것을 말한다. 아침에 일어나면 개운하고 낮에 활동하는 데 굉장히 기분이 좋고 피곤한 것도 없고 낮에 졸린 것도 없는 게 가장 이상적이다. 그러기 위해서는 잠이 든 초기의 90분이 중요하다. 처음 90분만 잘 자면 나머진 안 자도 된다는 이야기가 있을 정도다. 그 이유가 첫 90분이 깊은 잠이 제일 많기 때문이다. 새벽으로 가면 갈수록 잠을 깨야 하므로 깊은 잠이 줄어든다. 새벽에 꿈이 많아지는 것도 이 때문이다. 그러니까 첫 90분만 잘 자면 상쾌한 기분으로 일어날 수 있고 낮에 왕성하게 활동할 수 있다.

가장 적당한 수면 시간은 7시간으로 본다. 5시간 미만으로 자도 단명하고 9시간 이상 자도 단명한다는 연구가 있다. 장수하는 사람들은 7시간씩 규칙적으로 잠을 잔다. 그렇다면 수면의 질과 양 중에 무엇이 더 중요할까? 정답은 수면의 질도 중요하고 수면 시간도 중요하다. 수면의 질과 양이 면역력과 직결된다는 것을 기억하고 단잠을 이룰 수 있도록 해보자.

쉽게 꿀잠 자는 법

1. 잠자리에 눕고 나서 20~30분이 지나도 잠이 오지 않는다면 독서나 음악감상, 명상 등의 활동을 하다가 잠이 오면 다시 잠을 청해보라. TV를 보거나 스마트폰을 보는 것은 오히려 역효과가 난다.
2. 잠이 잘 오는 환경인지 침실을 점검해보라. 조명 때문에 눈이 부시지 않은지, 밖에서 소음이 들리지 않는지 점검해봐야 한다.

3. 운동을 정기적으로 하면 숙면에 도움이 된다. 하지만 잠들기 직전에 운동을 하는 것은 오히려 도움이 되지 않는다.

4. 수면 패턴이 회복되지 않거나 수면장애 증상이 나타난다면 병원에 방문해서 약을 처방하는 것이 좋다. 하지만 수면제를 필요 이상으로 복용하면 집중력이 떨어지거나 금단증상이 생길 수 있다.

5. 류마티스 관절염이나 천식이 있는 경우 질병의 증상으로 인해 잠이 오지 않을 수 있다. 불면의 원인인 질환을 치료해서 통증을 줄이자.

6. 술과 커피, 홍차 등 카페인이 함유된 음료는 피해야 한다. 특히 술은 일시적으로 잠이 오게 할 수는 있지만 자기 전에 습관적으로 술을 찾게 되면 중독에 이를 수 있다. 장기적으로는 숙면에 도움이 되지 않는다.

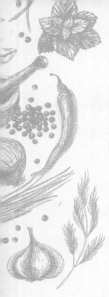

면역의 숙적,
스트레스

누구에게나 삶은 걱정과 스트레스의 연속이다. 흔히 말하는 스트레스는 갈등이 극에 달한 상황을 뜻한다. 갈등의 갈(葛)은 칡을, 등(藤)은 등나무를 뜻한다. 칡과 등나무가 서로 얽혀서 충돌을 피할 수 없는 상황, 이러지도 저러지도 못하는 상황이 갈등이다.

문제는 우리 몸이 극단의 스트레스에 빠지면 이를 돌발사태로 인식하고 새로운 균형을 찾기 위해서 막대한 에너지를 쓴다는 것이다. 스트레스에 대처하기 위해서 우리 몸은 교감신경이 흥분하고 스트레스 호르몬이 방출된다. 인슐린의 분비와 작용을 억제함으로써 에너지원인 포도당의 소모를 차단하기 위함이다. 나아가 왕성한 식욕으로 에너지 비축을 도모한다. 그런데 지속적으로 호르몬의 습격을 받으면 우리 몸의 면역시스템이 망가진다. 여러 가지 질병을 유발하는데 가벼운 감기에서부터 혈압, 당뇨, 중풍, 심장병, 암까지 스트레스와 관련이 있다. 장기간 반복적으로 스트레스에 노출되면 만성화가 진행돼 정서적으로 불안과 갈등을 일으키고 정신적, 신체적 기능장애나 질병을 유발하기도 한다. 그야말로 만병의 뿌리가 스트레스다. 그런데 스트레스가 꼭 나쁜 것만은 아니다. 적절한 스트레스는 생활에 활력을 주고 생산성과 창의력을 높여 준다. 반면에 지속되는 스트레스는 불안, 우울 등의 증상을 일으킨다. 스트레스는 긍정적 스트레스, 부정적 스트레스로 나눌 수 있지만 받아들이는 사람에 따라서 똑같은 상황도 긍정적인 스트레스가 될 수 있고 부정적인 스트레스가 될 수도 있다.

스트레스는 어디에서 비롯되는지 그 원인을 알아보자. 스트레스 요인은 외적인 요인과 내적인 요인으로 나뉜다. 소음이나 빛, 더위, 공간에 대한 물리적 환경, 사회적 환경, 중요한 사건, 일상적 사건에 대한 개인적 사건이 외적 요인으로 작용될 수 있다. 반면에 내적 요인으로는 카페인 섭취, 흡연, 수면 부족, 과도한 스케줄 등 생활의 습관적인 면과 자신에 대해 비관적 생각을 하고 자기 비난을 하는 부정적인 왜곡된 인지 혹은 개인적 특성 등을 예로 들 수 있다. 스트레스로 인한 불안과 우울 증상이 나타나면 개인의 정신 건강이 흔들릴 수밖에 없다. 스트레스 요인이 과도하거나 오래 지속되면 각종 정신 질환을 불러일으킬 수도 있다. 스트레스는 신체 질환의 발생 원인이나 악화 요인으로 작용할 수 있다. 특히 근골격계, 위장관계, 심혈관계 등이 영향을 더 많이 받는 것으로 알려져 있다. 스트레스에 노출되어 있다면 다양한 질병에도 노출되기 쉬운 면역력 저하 상태가 된다.

여기서 스트레스와 면역에 관한 흥미로운 연구 결과를 소개하겠다. 미국의 펜실베이니아주립대 생물학과 교수 연구팀은 동물 실험을 통해서 스트레스와 면역의 관계를 밝혀냈다. 연구팀은 조상이 받은 스트레스 정도와 그 후손의 스트레스에 대한 면역반응 관계를 알아보기 위해서 울타리 도마뱀을 상대로 실험했다.

울타리 도마뱀은 미국에 서식하는 도마뱀의 일종으로 강한 공격성을 가진 불개미와 함께 살아간다. 불개미는 울타리 도마뱀에게 많은 스트레스를 준다. 울타리 도마뱀을 물거나 찌르고 피부에 상처를 줘서 세균에 감염되게끔 한다.

연구팀은 각기 다른 두 지역의 임신한 암컷 울타리 도마뱀을 포획했다. 불개미에게 60~70년 동안 시달린 울타리 도마뱀과 한 번도 불개미에게 피해를 입은 적이 없던 울타리 도마뱀을 포획했다. 그 후 포획한 울타리 도마뱀이 낳은 후손을 스트레스를 많이 받는 상황과 그렇지 않은 상황으로 나눠 길렀다. 후손 울타리 도마뱀에게 불개미를 풀거나 매주 스트레스와 관련된 호르몬인 코티코스테론을 기름에 용해해 먹였다. 연구팀은 후손 울타리 도마뱀을 1년 정도 키운 후 면역기능을 검사했다.

그 결과 불개미가 있었던 곳에서 살았던 조상을 둔 울타리 도마뱀이 그렇지 않은 울타리 도마뱀보다 더 높은 면역력을 보이는 현상을 발견했다. 스트레스를 적게 받는 환경에서 자란 조상을 둔 울타리 도마뱀의 경우 지속적으로 스트레스를 받으면서 면역 기능이 저하된 것이다. 하지만 스트레스를 많이 받은 환경에서 자란 조상을 둔 울타리 도마뱀은 지속적으로 스트레스를 받아도 더 튼튼한 면역반응을 보였다. 면역 반응이 이전 세대가 경험했던 환경에 영향을 받고 있는 것이다.

연구 결과로도 알 수 있듯 세상이 변하면서 우리는 더 자주, 쉽게 스트레스를 받는 상황에 노출되고 있다. 스트레스로 인한 부정적인 효과와 악영향을 줄이기 위해서는 우리가 어떻게 스트레스에 반응하고 그것을 극복할지 알아야 한다. 이뿐만 아니라 스트레스를 이겨내는 훈련도 돼 있어야 한다.

한 마디로 마치 체중을 관리하듯 스트레스도 관리가 필요하다. 그렇다면 스트레스를 관리하는 방법은 어떤 것이 있을까? 스트레스 관리 방법 중 가장 중요한 것은 규칙적인 생활습관이다. 현대인들에게 특히 부족한 비타민, 무기질, 섬유소를 골고루 섭취하고 술, 카페인, 설탕, 소금, 인스턴트 음식은 피한다. 적당한 수면을 취하고 규칙적인 운동을 하는 것 또한 스트레스 관리에 도움이 된다. 이 외에도 편안한 자세로 근육을 이완하고 복식호흡을 하며 명상을 하는 것도 스트레스를 관리하고 안정을 찾는데 도움이 될 수 있다. 어떻게 보면 현대인들에게 스트레스는 피할 수 없는 동반자이자 평생 짊어져야 할 고질병일 수 있다. 저마다 나름의 관리 방법을 갖고 스트레스를 통제하지 못하면 스트레스는 질환의 요인이 된다. 규칙적인 생활습관을 갖고 스트레스를 관리하자.

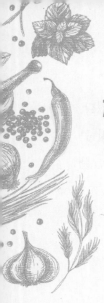

체온을 지키면
면역도 지킨다

사람 몸에는 일정한 열이 발생한다. 이 열은 호흡을 하거나 체액, 피부를 통해 몸 밖으로 빠져나간다. 추위를 느끼면 몸이 저절로 움츠러드는 것도 열을 지키려는 자연스러운 신체 반응이다.

사람 몸의 적정 체온은 36.5~37.2도다. 만약에 체온이 1도만 내려가도 몸에서 에너지를 만드는 과정인 대사율이 12% 감소한다. 대사율이 떨어지면 몸속 혈액순환에 문제가 생기고 면역력이 감소해 감기에 쉽게 걸린다. 면역력을 유지하면서 신진대사가 원활하려면 적정한 체온을 유지해야 한다. 그런데 우리는 종종 손발이 유독 차게 느껴지거나 오한을 느낄 때가 있다. 이는 질병에 의한 추위일 수 있다. 인체는 혈액을 통해 열을 몸의 구석구석까지 전달한다. 따라서 혈액순환에 문제가 생기면 손발이 차다고 느낀다. 빈혈이 있거나 탈수 증상이 생겨도 추위를 탄다. 또 감기 등 감염성 질환이 생기면 오한이 발생한다. 몸에 병원균이 침투하면 면역기능이 활발해져 체온이 오르는데, 이 과정에서 추위를 느낀다. 최근에 부쩍 추위를 타거나 그 정도가 심해진 경우, 갑자기 체중에 변화가 있으면 병원을 방문해 진찰을 받아보는 것이 좋다. 몸의 대사를 조절하는 호르몬에 이상이 생겨도 추위를 많이 탄다. 대표적인 질병이 갑상선기능저하증이다. 이 병의 대표적인 증상이 추위다. 임신과 출산, 폐경 등 여성호르몬이 급격히 변할 때에도 추위를 많이 탄다.

여기서 유의해야 할 점은 체온은 측정 시간과 부위에 따라서 달라진다는 것이다. 그렇기 때문에 일시적인 측정만으로 내 체온이 몇 도인지 단정할 수 없다. 또한 피부 온도와 몸의 중심체온, 심부 온도는 저마다 차이가 있다. 그래서 체온을 측정해서 건강 상태를 파악하기 위해서는 일정한 측정값에 평균치가 필요하다.

이렇게 체온이 중요한 이유는 체온이 몸의 건강 상태를 알려주는 바로미터이기 때문이다. 체온이 적정 범위보다 낮으면 대사 기능이 떨어져 면역력이 저하된다. 암 위험도 높아진다. 암세포가 좋아하는 생태 환경이 저체온, 저산소라고 알려져 있다.

또 현대인들은 노화 이외에도 운동부족, 불규칙한 생활습관, 과식, 그리고 스트레스로 인해 적정체온보다 낮아지는 경우가 전 세대보다 더욱 많아졌다. 체온 저하를 가볍게 여기는 사람들이 많다. 하지만 초기엔 피로감, 수족냉증, 가벼운 감기부터 시작해서 후엔 심혈관 질환이나 암같이 중대한 질병에 노출될 위험이 크다는 점을 명심하자.

그러면 적정 체온을 유지하기 위해서 어떻게 해야 할까? 체온을 유지하기에 가장 좋은 방법은 운동이다. 운동은 체내 대사를 촉진해 열이 발생하고 추위를 덜 느끼게 만든다. 또 운동을 꾸준히 하면 손발이 찬 수족냉증 증상이 감소한다. 근력운동과 유산소운동을 함께하면 열을 보호하는 효과가 크기 때문이다. 반대로 근육과 지방이 적은 사람은 체중을 늘릴 필요가 있다. 근육과 지방이 적고 저체온증인 사람은 몸에서 발생하는 열이 적어 추위에 민감하다. 따라서 체중이 늘리거나 철분을 보충하면 추위를 덜 탄다.

면역력을 지키는 사소한 실천법 중에 하나가 옷을 따뜻하게 입는 것이다. 추운 겨울에는 무엇보다 내의를 입는 것이 좋다. 촌스럽고 옷의 맵시가 살지 않는다고 내의를 싫어하는 사람들이 많은데 건강하기 위해서는 내의를 입자. 내의는 보온 효과가 2.4도에 달해 환절기에 감기에 걸리는 것을 예방한다. 여기에 무조건 발을 따뜻하게 해줘야 한다. 발은 실내에서 찬 공기와 닿는 면적이 넓어 열 손실이 많다. 따라서 두꺼운 긴 양말이나 덧신을 신으면 좋다.

적정 체온을 유지하는 방법

1. 자주 움직여라

평소 몸을 많이 움직이는 것도 중요하다. 엘리베이터나 에스컬레이터 대신 계단을 이용하고, 자가용 대신 대중교통을 이용해서 움직임을 늘리면 좋다.

2. 스트레스는 줄여라

스트레스를 받으면 교감신경이 항진되고 체온이 떨어진다.

3. 운동을 해서 근육을 만들어라

과격한 운동보다는 천천히 하는 운동이 지방 연소 효과가 커서 체온을 잘 높인다. 근육을 써야 열이 생산되고 소비되기 때문이다. 근육 단련 운동을 먼저 하고 유산소 운동을 나중에 하는 게 좋다. 근육 단련으로 성장 호르몬이 분비되면 지방 분해가 촉진되는데, 이때 유산소 운동을 하면 지방 연소가 거의 3배로 늘어난다.

4. 반신욕과 족욕을 자주 하라

반신욕과 족욕은 온몸의 혈액순환을 원활하게 한다. 따라서 체온 유지에 긍정적인 효과를 볼 수 있다. 반신욕은 명치 이하까지만 물에 담그는 목욕법이다. 체온보다 조금 높은 38~40℃ 물에서 20분 이내로 하는 것이 좋다. 족욕은 따뜻한 물에 종아리까지 담그는 것으로 20분 정도 하면 된다. 발 온도를 높여 혈액순환을 원활하게 해주는 데 효과적이다.

5. 심호흡을 잊지 말라

심호흡을 최소한 5분씩 하루 3번 정도 하자. 심호흡으로 몸을 이완시키면 적정한 체온 유지에 도움이 된다. 들이마시는 숨은 교감신경이 활성화되면서 긴장이 유발되는 반면에, 내쉬는 숨은 부교감신경이 활성화되면서 이완된다. 그래서 내쉬는 숨을 되도록 천천히 해야 부교감신경 활성을 높여서 몸을 이완시킬 수 있다.

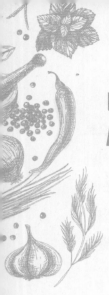

미세먼지와
싸워 이기려면

미세먼지에 대한 우려가 뜨거운 이슈로 떠오르고 있다. 미세먼지를 빼면 일기예보 진행이 어려워 보이고 예보가 끝날 무렵에는 기상 캐스터가 마스크를 잊지 말라는 당부를 덧붙인다. 안타깝게도 좁은 반도에 모여 사는 우리에게 미세먼지의 공포에서 벗어날 수 있는 속 시원한 해결책은 들려오지 않는다. 당분간은 값비싼 마스크가 유일한 위안거리인지도 모르겠다.

하지만 미세먼지를 걸러준다는 마스크의 효능에 관해 의구심이 든다. 환경전문가들은 시중에서 팔리는 마스크가 실제로는 미세먼지나 초미세먼지를 걸러주지 못한다고 말한다. 미세먼지나 초미세먼지를 걸러주려면 산업체에서 사용하는 공업용 마스크나 전쟁이나 재난에나 사용하는 방독면 수준의 마스크를 사용해야 한다는 것이다. 또한 이들 마스크를 사용한다고 해도 느슨하게 사용하면 효능이 없고 실제로 미세먼지나 초미세먼지를 차단하려면 호흡이 곤란해서 숨쉬기 불편할 정도가 되어야 한다고 한다. 이는 오히려 심폐기능을 손상하는 결과를 불러올 수 있다. 따라서 마스크를 착용하는 것은 단순히 심리적 위안 용품이거나 효과가 부풀려진 과장 광고라는 것이다. 따라서 마스크를 생산하는 회사들의 수익만 늘어나는 것이라는 추론이 합리적이다.

필자는 이런 이유로 지금껏 미세먼지 마스크를 사용해 본 적이 없다. 하지만 매일 아침마다 출근을 해야 하고 아이들을 학교에 보내야 하는 평범한 시민들과 엄마들의 고민은 이만저만이 아닐 것이다. 결국 정부에서 학교와 유치원을 우선으로 대용량의 공기청정기를 설치하기로 했다. 그러면 실제 효능이 의심스러운 마스크를 사용하거나 공기청정기를 쓰거나 공기정화 식물을 키우는 것 외에 우리가 할 수 있는 일은 없는 걸까?

　과연 만물의 영장이라고 자부하는 우리의 몸에 미세먼지를 제거할 능력이 없는 것인가? 미세먼지나 초미세먼지는 산업이 고도화되면서 발생한 환경문제로 과거에는 인간이 이러한 재앙에 직면해 본 적이 없는 문제다. 하지만 이와 비슷한 문제에 대비한 방어기전이 우리 몸에는 없다면 이 또한 이상한 일이다. 현재 인류는 수십만 년간 수많은 도전과 위험 속에서 진화와 생존을 거듭해 왔다. 이러한 점을 상기한다면 미세먼지에 대한 방어기전이 우리 몸에 있을 것이다.

　인류는 생존을 위해서 유해한 외부환경으로부터의 끊임없이 자신을 방어하는 장치를 개발해 왔다. 생명에 필수적인 산소를 섭취하기 위한 호흡 과정에는 산소 외에도 유해한 세균이나 바이러스, 그외 더러운 먼지나 곰팡이 등이 공기에 뒤섞인다. 이렇게 유해한 독소를 아무런 처리 과정 없이 평생 무제한적으로 받아들인다면 폐는 단시간 내에 온갖 독소들의 저장소가 되고 호흡도 할 수 없을 것이다.

　'등잔 밑이 어둡다.'는 속담처럼 사실 우리는 우리 몸에서 일어나는 신비로운 생명현상을 잘 알지 못한다. 한의학에서는 인체를 소우주라고 하는데 다시 말해서 우리가 우리를 둘러싼 자연을 알면 알수록 놀라듯 우리의 생명현상, 그중에서 우리 몸을 방어하는 면역과 방어기전을 알면 알수록 경이롭다.

공기가 탁하거나 미세먼지가 심한 날, 외출해서 집에 돌아와서 보면 평소보다 기침을 많이 한다. 코를 풀어보면 검거나 불순물이 많은 것을 눈으로 확인할 수 있다. 이런 가래침이나 끈적끈적한 배설물들을 우리는 단순히 더럽고 지저분한 것으로만 여기는데, 사실은 이러한 배설물은 우리 몸의 면역체계가 필사적으로 노력한 결과물이다.

만약 우리가 미세먼지가 심한 날, 외출하고도 기침을 하지 않거나 기관지나 코에서 나온 배설물이 평소와 같이 맑고 깨끗하다면 과연 이것이 좋은 것인가 의심해 봐야 한다. 이는 호흡기의 방어능력이 없다는 것을 의미한다. 동시에 미세먼지나 오염물질이 아무런 재제 없이 고스란히 우리의 호흡기에 쌓였다는 이야기다.

즉, 미세먼지가 심한 날일수록 기침을 많이 하고(기침은 호흡 중에 폐안으로 들어오는 오염물질을 밖으로 격하게 배출하는 행위다) 가래침과 코의 배설물이 지저분하고 탁할수록 호흡기의 면역방어기전이 건강하게 작동하고 있다고 볼 수 있다.

호흡이란 코를 통해서 흡입한 공기를 상기도와 기관지를 통해 폐까지 보내서 산소를 흡입하고 동시에 정반대의 순서로 이산화탄소를 배출하는 과정이다. 산소와 이산화탄소를 교환하는 폐포는 매우 섬세한 기관으로 한번 손상되면 거의 회복되기 어렵다. 그래서 공기가 들어는 초기 단계 즉, 비강과 상기도에서 미세먼지와 오염물질을 걸러준다.

미세먼지나 초미세먼지는 몸 안으로 들어오면 혈관이나 뇌에서도 발견된다. 원래 몸 안으로 들어온 독성 물질은 면역세포들에 의해서 해독되어 몸 밖으로 배설되어야 한다. 그렇기 때문에 면역체계의 입장에서 보면 독성 물질이 몸으로 들어오기 전에 최대한 방어하는 것이 훨씬 안전하고 효율적이다. 이러한 방어기전을 1차적 방어체계라고 한다. 피부나 눈물, 콧물, 재채기 등이 여기 속한다. 이들은 몸 어디인가에 위험한 물질이 들러붙는 것을 방해한다.

가장 먼저 점막의 작용부터 알아보자. 기도는 공기가 코를 통과해서 폐에 이르는 관처럼 생긴 기관이다. 기도의 표면은 끈적끈적한 접착물질인 점막으로 코팅되어 있다.

공기가 통과할 때 그 안에 포함된 미세먼지가 기도의 표면에 닿는 순간 흡착되게 만드는 것이다.

이 과정에서 우리는 코털의 중요성을 잊어서는 안 된다. 우리는 매끈하고 단정한 인상을 주고자 코털이 보이지 않게 다듬는다. 단순히 외관상 보이는 코털만 정리하는 것이 아니라 아예 코 안의 털을 가능한 많이 없애려고 한다. 그런데 이 코털은 점막의 흡착작용을 돕는데 매우 중요한 역할을 한다.

코털이 비강 입구에서 일차적으로 미세먼지를 걸러주기도 하지만 코를 통해서 들어온 탁한 공기가 비강 내에서 수많은 코털에 부딪혀 속도가 줄어든다. 그러면서 역류하게 되고 결과적으로 미세먼지가 점막에 흡착할 기회가 좀 더 많아진다. 그러므로 앞으로 코털을 정리는 하되 최소한으로 해야 할 것이다. 특히 미세먼지가 심한 계절에는 더욱 그러하다.

다음으로는 점막 아래에 위치한 섬모의 작용에 관해서 알아보자. 섬모란 아주 작은 털과 같은 기관이다. 이들 섬모는 점막에 부착된 미세먼지를 포함한 점액을 폐와는 반대쪽으로 밀어올리는 역할을 한다. 즉, 기도 표면에 들러

붙은 미세먼지를 몸 밖으로 끊임없이 배출하는 에스컬레이터라고 볼 수 있다. 결국 섬모의 활약으로 우리가 코를 풀거나 기침, 재채기를 하면 독성 물질이 폐포에 이르지 못한다.

이러한 우리 몸의 방어기전은 면역체계의 일부다. 우리가 미세먼지 마스크를 사용하든지 하지 않든지, 공기청정기가 있든지 없든지, 우리가 깨어있든지 자는 중이든지 무관하게 쉬지 않고 방어기능을 수행한다. 그러니 결코 점막과 섬모, 코털의 역할을 과소평가할 수 없다.

그러면 어떻게 해야 이들 기관의 작용을 극대화할 수 있을까? 코털에 관해서는 가능한 자르지 말 것을 언급했으니 점막에 대해서 이야기해보자. 최종적으로 미세먼지를 흡착하는 역할을 하는 점액은 거의 대부분 물로 이루어져 있다. 이밖에 끈적끈적한 뮤신이라는 단백질, 바이러스와 세균을 죽이는 항체와 효소 등으로 이루어져 있다.

점액은 우리 몸이 건강하다고 가정하면 하루에 평균 1.5리터 정도 만들어진다. 미세먼지 농도가 높아지는 등 건강이 위협받는 상황에 처하면 우리 몸은 현명하게도 상태에 따라 더 많은 점액을 생산한다. 그러므로 미세먼지가 심한 날에는 무엇보다 물을 충분히 마셔야 한다. 하루 평균 2리터 이상의 수분을 섭취해야 한다. 커피나 차 등 우리 몸의 수분을 빠져나가게 하는 카페인 음료를 마신다면, 하루 2리터보다 많은 수분을 보충해야 한다.

점액의 생산을 촉진하고 면역기능을 강화시키는 영양소로는 비타민A와 비타민C, 아연 등이 있다. 이들 영양소들은 다양한 음식으로 섭취하거나 영양제로 섭취할 수도 있다. 독성물질을 해독하고 면역기능을 도와주는 항산화와 항염증 성분이 풍부한 야채와 과일, 생약, 약초를 복용하는 것도 좋다.

또 우리가 일상적으로 섭취하는 음식 중에는 그 자체로 끈적끈적한 점액 성분이 풍부한 식재료가 많다. 한의학 이론 중에 동계동주설(同系同走說)이 있다. 형태가 유사하면 작용 역시 유사하다는 이론이다. 사실 한의학에서뿐 아니라 일상적인 식생활에서도 동계동주설을 이용하는 사례는 흔하다.

뼈가 약한 사람은 사골을 삶아먹고 근육을 키우려면 살코기를 먹는 것을 예로 들 수 있다. 그래서 참마, 연근, 알로에, 미역, 다시마 등의 해조류 등 우리 몸의 점액 성분과 유사한 형태의 끈적끈적한 점액질이 풍부한 식품을 섭취하면 미세먼지를 이겨내는 데 도움이 된다.

결국 미세먼지에 대응하는 방법 가운데 우리가 실천할 수 있는 방안은 미세먼지 제거 효과가 있는 식물을 주위에 두는 것과 우리 몸의 방어체계를 믿고 도와주는 것이다. 평소보다 물을 많이 마시고 호흡 기능과 면역 기능을 돕는 영양 성분이 함유된 음식을 골고루 섭취하자.

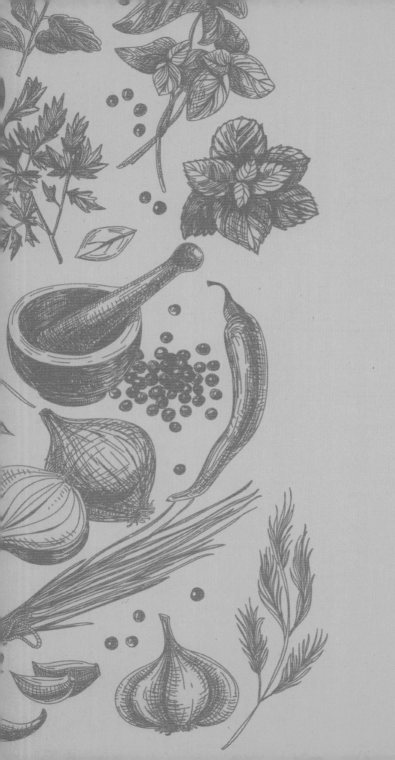

최고의
치료제,
음식

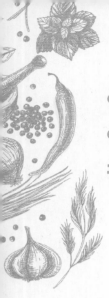

알레르기 치료,
역발상이
필요하다

비염, 피부염, 결막염, 천식 등을 포함하는 모든 알레르기는 면역체계에 장애를 가져온다. 물론 정도에 따라서 장애 정도는 다르다. 삶의 질을 떨어뜨리는 수준에 그칠 수도 있고 생명을 위협할 수도 있다. 사람들은 응급실 신세를 지거나 일상생활을 못하게 되는 등의 심각한 타격을 입을 때는 적극적으로 원인을 알려고 한다. 하지만 그렇지 않은 경우에는 그냥 불편함을 참고 지내는 경우가 많다.

필자를 찾아오는 환자들이 흔하게 하는 질문이 있다.

"면역이 좋아지려면 어떻게 해야 하죠? 어떤 음식과 영양제를 먹어야 하나요?"

이 질문을 받으면 필자는 무엇을 먹어야 하는지보다 무엇을 먹지 말아야 하는지를 설명한다.

사실 내 면역체계에 나쁜 음식이 무엇인지 안다면 나머지는 무엇이든 괜찮다. 이는 좋은 습관을 실천하는 것보다 나쁜 습관을 고치는 것이 행복과 성공에 훨씬 더 요긴하다는 말과 일맥상통한다. 면역에 좋은 음식을 찾거나 값비싼 비용을 지불하기보다 잘 알지 못했거나 무관심해서 섭취했던 나쁜 음식을 찾아서 피하는 것이 더 중요하다. 물론 여기에 해당하는 음식은 개인의 몸에 따라서 다 다르다. 만일 면역에 해로운 음식이 일률적으로 정해져 있었다면 알레르기는 벌써 정복됐을 것이다.

알레르기를 유발하는 음식이라고 하면 많은 사람이 편견을 갖는다. 특별한 종류의 음식이 특별한 체질을 가진 사람들에게 일으키는 반응쯤으로 여기는 것이다. 해마다 미국 보건 당국에서는 알레르기를 흔하게 유발하는 음식을 발표한다. 이 중 8가지 대표 음식을 소개하겠다.

1. 모든 종류의 유제품, 우유

2. 계란

3. 견과류

4. 땅콩(넓은 의미에서 땅콩을 견과류에 포함시킬 수 있지만 특별히

   땅콩은 알레르기를 쉽게 일으킨다)

5. 조개, 새우, 랍스터 등의 해산물

6. 면, 국수, 과자, 빵 등 밀가루 음식

7. 콩

8. 생선

다음으로는 바나나, 복숭아, 키위, 마늘, 아보카도, 참
깨, 셀러리 등 우리가 건강한 음식이라고 생각하던 과일과
채소 등이 뒤를 잇는다.

이들 음식에 주목해야 할 이유는 크게 두 가지 정도다.
첫째는 이들 음식이 특별히 별난 음식이 아닌 늘 우리가
다량으로 소비하는 음식이라는 점이다. 둘째로는 이들 음
식은 인위적으로 해로운 형태로 가공된 상태가 아닌 자연
그대로의 형태인데도 알레르기를 일으킨다는 점이다. 즉
'천연의', '자연 그대로의', '유기농' 따위의 건강과 관련된

수식어가 붙었다고 해도 안심할 수 없다는 뜻이다.

그래서 '알면 알수록 먹을 것이 없다.'는 말은 어느 정도 사실이다. 엄밀히 말하면 음식을 섭취하고 건강해진다는 것은 환상에 가깝다. 대부분 값비싸고 희귀한 특정 음식이나 영양제를 먹는다고 해서 건강해지고 여러 가지 문제가 해결되는 것이 아니다.

앞서 소개한 음식 알레르기 검사(IgG검사)를 통해서도 알레르기를 일으키는 음식들을 찾아낼 수 있다. 그런데 검사 없이 환자가 알아내는 방법이 있다. 비록 간단하지는 않지만 스스로 인식하지 못한, 숨어 있는 알레르기 음식들을 비용을 들이지 않고도 알아낼 수 있는 것이다.

특정한 음식을 먹고 나서 알레르기나 불편함을 일으킨다면 사람들은 당연히 그 음식을 피한다. 특별한 경우가 아니고서는 먹지 않는 것이 당연하다. 하지만 여러 가지 건강상의 문제를 일으키는 음식이 있음에도 스스로 인식하지 못한다면 계속 먹는 수밖에 없다. 만약 그러한 음식들이 자신이 좋아하는 음식이라면 더욱 그렇다.

이처럼 숨어있어서 잘 드러나지 않는 음식 알레르기를 찾아내는 방법의 기본 원리는 다음과 같다. 우선 병명이 확실하든, 모호하든 건강상의 문제가 있을 경우에 이 방법을 쓸 수 있다. 약을 먹으면 낫는 듯 하다가도 재발해서 증상이 만성적으로 계속되고 의학적으로나 스스로도 원인을 알지 못한 경우에 몇 가지 의심되는 음식의 섭취를 일정 기간 중단해 보자. 그런 다음에 증상이 호전되는지 확인한다.

여기서 증상이 확실하게 호전되더라도 아직 그 단계에서는 그 음식이 원인이라고 섣불리 단정하면 안 된다. 다른 요인으로 호전되었을 가능성이 있기 때문이다. 다시 의심되는 음식을 섭취해보아서 증상이 확실하게 나타나면 그 음식이 자신을 괴롭혀 왔던 증상의 원흉임을 확정할 수 있다. 이와 같은 방법을 제외 식이(elimination diet)라고 부른다.

대상이 되는 증상은 다음과 같다. 천식, 비염, 두드러기, 결막염 등의 알레르기 증상, 피부 문제, 자가면역 질환, 관절통, 근육통, 심한 피로, 우울증, 불면증, 편두통, 과민성 대장 증상, 변비, 설사, 역류성 식도염 등이다.

제외 식이의 구체적인 방법은 아래와 같다.

제외 식이법

1. 평소에 자주 먹는 음식들 중에서 의심이 가는 음식을 3~5가지 정도 선택한다.

2. 해당되는 음식을 일주일간 철저하게 먹지 않는다. 대충 섭취를 줄여서는 결과가 모호하기 때문에 철저하게 먹지 말아야 한다.

3. 어떤 증상이 어느 정도 개선되는지 확인한다.

4. 확인이 됐으면 3일에 한 가지씩 먹지 않았던 음식을 다시 먹어본다(IgG면역반응은 늦게는 72시간이 지나서도 나타나기 때문이다.)

5. 사라졌던 증상이 다시 나타나는지 확인한다.

6. 원인이 된 음식 섭취를 중단하고 다시 새로운 음식으로 검사를 처음부터 실시한다.

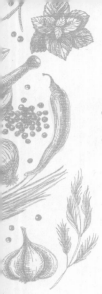

소문난 음식이
몸을 망친다?

토마토는 건강식품으로 인기가 많다. 채소로 분류되지만 과일과도 어울리고 당분이 없어서 다이어트를 하는 여성들에게 특히 인기가 높다. 더욱이 토마토가 항암성분인 라이코펜(Lycopene)이 풍부하다는 사실이 알려지면서 더욱 인기다. 필자의 어릴 때 기억으로는 그다지 인기가 없던 먹거리였는데 말이다.

현재도 텔레비전의 건강 프로그램에 토마토는 단골로 등장하고 칭찬 일색이다. 누구 하나 토마토가 가진 독성의 위험성에 대해서 경고하는 전문가를 보지 못했다. 토마토의 성분부터 살펴보면 95%의 수분과 탄수화물, 그리고 약간의 단백질과 지방으로 구성되어 있고 비타민C와 항암작용이 있는 라이코펜이 존재한다.

하지만 널리 알려지지 않아서 그렇지 솔라닌(Solanine)이라는 독성 물질 역시 존재한다. 솔라닌은 독성이 있다고 알려진 감자의 푸른 싹과 동일한 성분이다. 사실 감자와 토마토는 동일한 식물군(Nightshade family)에 속한다. 영어로 감자를 'potato'라고 하고 토마토를 'tomato'라고 한다.

토마토가 해로울 수 있다는 것에 반신반의하는 독자들을 위해서 위키피아에 나와 있는 솔라닌의 위험성을 소개한다.

"솔라닌 중독은 우선적으로 소화기와 신경계에 나타나는데 메스꺼움, 설사, 구토, 복통, 식도염, 부정맥, 수면 문제, 두통, 어지러움, 가려움증, 두드러기, 갑상선질환, 관절염 등이 있고 심한 경우에는 환각, 감각 이상, 마비, 발열, 황달, 동공 확대, 저체온증이나 사망에 이를 수도 있다."

실제로 필자는 토마토 때문에 고생한 환자를 치료한 적

이 있다. 캐나다에서 진료를 할 때 당시 토론토 검찰청 소속이던 30대 중반의 여성 환자가 내원했다. 그녀는 심한 두통과 피로감, 근육통, 생리통과 원인을 알 수 없는 미열 등을 앓고 있었다. 나에게 그녀를 소개한 중국인 교수 역시 그 분이 일하시던 종합병원의 재활의학과 전문의가 침술 치료를 권유했다고 한다.

그녀의 증상이 이미 오래 됐고 주치의인 가정의와 종합병원의 전문의(신경과, 재활의학과)는 장기적인 치료에도 차도가 없었다고 했다. 그래서 통증을 치료하기 위해서 재활의학과 전문의의 소개로 침술 치료를 받으러 온 것이었다. 필자 역시 한 달가량 침 치료를 해봐도 치료 당일에만 효과가 있을 뿐이지, 눈에 띄는 효과는 나타나지 않아서 답답했다.

어느 날 환자에게 다음 내원 때까지 그녀가 섭취한 모든 음식을 적어오라고 하고 그 내용을 검토했다. 그 결과 특이하게도 그녀는 토마토를 많이 먹고 있었다. 캐나다 역시 30대 전문직 여성들은 다이어트에 관심이 많아서 샐러드 위주의 채식을 하면서 운동을 많이 한다. 그들의 식단에서 당연히 토마토는 빠지지 않는다. 한눈에 보기에도 유독 토마토가 많았다.

필자는 그녀의 다이어트에 대해서 몇 가지 충고를 하고 특히 토마토를 먹지 말 것을 강력하게 권유하였다. 결과는 환자는 물론이고 필자도 매우 놀랄 만한 것이었다. 완전히는 아니지만 토마토를 중단한 이후로 눈에 띄게 증상이 호전됐다.

이후에 몇 번의 치료 후에 치료를 종결했는데 나중에 그녀는 자신이 할아버지 때 이탈리아에서 이민 온 이민자의 후손이라고 소개했다. 이탈리아를 여행해보거나 관심이 있는 사람들은 쉽게 알겠지만 우리가 김치와 된장을 먹듯이 이탈리아인들은 토마토와 올리브를 섭취한다. 거의 모든 음식에 들어가는 가는 재료다.

이 일화를 소개하면 언제나 '그렇다면 이제 토마토를 먹지 말아야 하느냐?'하는 질문이 따라온다. 다행스럽게도 토마토의 솔라닌은 모든 사람에게 증상을 일으키지는 않는다. 대략 20%의 사람들에게만 증상을 유발한다고 알려져 있다. 늘 그렇지만 필자의 주장은 토마토의 좋은 점과 위험성을 모두 알고 토마토를 먹었을 때 자신에게 나타나는 신체 반응을 관찰하고 의심이 가면 제외 식이를 해보거나 음식 알레르기 검사를 해보라는 것이다. 토마토뿐만 아니라 모든 음식이 다 그렇다.

다시 한번 강조하지만 우리의 체질과 유전자는 사람마다 다르다. 세상에 나와 똑같이 생긴 사람은 없지 않은가? 당연히 나라는 존재는 독특한 존재이며 동일한 음식에도 남들과 다르게 반응할 수 있다. 그 사실을 잊지 말아야 한다.

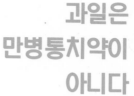
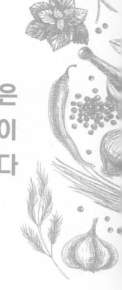

과일은
만병통치약이
아니다

"과일과 채소를 많이 드세요."

건강해지는 방법을 논할 때 이 문구는 빠지지 않고 등장한다. 과일이 몸에 좋다는 설이 상식처럼 통하지만 최근의 연구 결과는 이와 정반대다. 과일이 건강에 해롭다는 주장이 설득력을 얻고 있는 것이다.

과일에는 비타민, 특히 비타민C와 무기질, 섬유질이 풍부한데 이런 건강 음식이 왜 건강에 해롭단 말인가? 이게 무슨 헛소리인가 의아해 하는 사람들이 있을 것이다. 문제는 과일에 있는 풍부한 과당이다.

채소보다 과일을 선호하는 사람들은 거의 대부분 과일

의 단맛을 즐긴다. 현대인의 건강을 위협하는 질병은 너무나 다양하지만 과거에 비해서 유독 두드러지게 증가한 질병이 있다. 바로 비만과 당뇨병이다. 산업화가 진행된 선진국일수록 비만과 당뇨병 문제가 심각하다. 우리나라도 선진국에 진입한 지 오래이므로 비만과 당뇨병에 국민 건강이 위협 당하는 실정이다.

먹고살기 힘든 과거에는 과일이나 채소를 많이 먹어도 문제될 것이 없었다. 오히려 비타민, 미네랄, 섬유소 등을 섭취할 수 있는 좋은 음식원이었다. 하지만 지금의 음식 문화는 크게 달라졌다. 현대인은 과일 외에도 당분, 그것도 좋은 형태의 당분이 아닌 정제된 형태의 당분을 과도하게 섭취한다. 그래서 과일 역시 해로운 점이 있다고 보는 것이다. 특히 최근에 소비되는 과일은 수입이나 국내산을 가릴 것 없이 단맛이 강하다. 사과나 수박 같은 토종 과일만 놓고 봐도 필자가 어렸을 때는 지금처럼 달지 않았다. 소비자의 입맛을 사로잡기 위해서 단맛이 강한 품종으로 개량된 것이다.

그렇다면 단맛이 왜 문제인가? 과학적으로 살펴보면 과당은 포도당과 달리 모든 세포에서 직접 에너지로 사용되지 못하고 간에서 분해과정을 거쳐야 한다. 우리가 당분을 섭취하는 것은 에너지원으로 사용하기 위해서다. 그런데 세포에서 직접 분해되지 못하고 간에서 대사돼야 한다면 에너지원으로서 결함이 있다. 또 이런 과당을 많이 섭취하면 간 기능에 부담을 주게 된다.

또한 당분이 간에서 대사되면서 에너지원으로 소비되기보다는 좋지 않은 콜레스테롤로 변해서 체내에 쌓인다. 이는 지방간이나 비만의 원인이 된다. 이외에도 다음과 같은 부작용이 있다.

- 요산을 증가시켜서 신장에 부담을 주고 난치성 관절염인 통풍을 일으킨다.
- 암세포의 활동을 증가시킨다.
- 식욕 조절 호르몬인 렙틴(Leptin)의 작용을 방해해서 과도하게 식욕을 증폭시킨다.
- 장속에서 유익한 균보다 해로운 균의 활동을 돕는다.
- 대사 과정에서 해로운 활성산소를 발생시켜서 만성적인 염증을 악화시킨다.

과일이 몸에 좋으므로 마음껏 섭취해도 된다는, 기존의 상식과 너무나 동떨어진 주장이라서 혼란을 느끼는 독자도 있을 것이다. 비슷한 예를 들어서 설명하자면 우리가 흔하게 섭취하는 술(알코올)도 탄수화물, 당분의 일종이다. 술이 간에서 대사되면서 독성을 일으키는 것은 널리 알려진 상식이다. 과일의 당분이 대사되는 것도 유사한 메커니즘이라고 보면 된다.

　그렇다면 이제부터는 과일을 현명하게 섭취해야 한다. 특히 이러한 연구 결과를 주의 깊게 보아야 할 몇 가지 그룹이 있다.

　체중 조절을 위해서 과일만 먹는 다이어트를 하는 여성들이다. 그들은 하나같이 매우 건강한 다이어트법을 선택했다고 확신한다. 또 과일을 건강에 유익한 음식으로 인식하고 지나치게 많이 섭취하기도 한다. 그들의 식습관을 살펴보면 출출하거나 입이 심심해서 또 후식으로 과일을 너무 자주, 많이 먹는다. 이러한 예시에 속하는 사람들은 과일 섭취를 줄일여야 한다.

　특히 과일에 대한 생각을 바꾸어야 하는 사람들은 이미 비만이거나 과체중인 사람들, 체중을 줄이고 싶은 사람들,

혈당조절에 문제가 있는 사람들, 그리고 잘 낫지 않는 만성 질환이나 알레르기, 그리고 면역기능에 이상이 있거나 있다고 느끼는 사람들이다. 우리가 건강한 식품이라고 믿는 과일 중에 상당수가 알레르기를 유발하는 식품이라는 것을 기억하자.

결론은 과일을 적당히 섭취하는 것이다. 비교적 달지 않은 과일을 선택하고 보기에 먹음직스러운 과일이라고 해도 그 과일에 알레르기 반응이 있진 않은지, 주의 깊게 살펴본 후에 섭취해야 한다. 흔히 제철 과일을 먹으면 좋다고 하는데 이 역시 섭취량이 적당해야 한다. 요즘은 보관 기술이 좋아서 거의 일 년 내내 먹을 수 있으니 욕심낼 필요가 없다. 끝으로 운동을 해도 체중조절이 어려운 사람들은 과일 섭취를 중단해 보라. 전부는 아니겠지만 보다 쉽게 체중이 조절될 것이다.

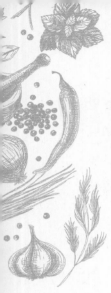

음식이
호르몬을
지배한다

음식과 그 속에 포함된 영양소는 호르몬을 상대로 여러 가지 역할을 한다. 가장 대표적인 예가 호르몬의 생산, 호르몬 수용체 조절, 호르몬 대사, 호르몬 해독 등이다. 이렇게 호르몬에 영향을 끼치는 영양소는 우리가 매일 섭취하는 음식 속에 포함되어 있다. 탄수화물, 지방, 단백질은 물론이고 섬유질, 장내 유산균, 비타민과 미네랄 등이 여기에 포함된다. 동시에 음식 속에 포함된 반갑지 않은 항생제 성분, 환경호르몬, 중금속 등도 호르몬에 부정적인 영향을 많이 끼친다.

그렇다면 가장 먼저 호르몬이 무엇인지부터 알아보자. 호르몬은 인체의 각각의 세포와 기관들이 잘 조율된 오케스트라와 같이 조화로운 기능을 수행할 수 있게 만들어 준다. 만약 호르몬의 기능이 저하되거나 한두 가지 호르몬이 과도하게 분비된다면 건강은 유지될 수 없으며 여러 가지 질병이 나타난다.

우리에게 가장 친숙한 호르몬인 인슐린을 예로 들어보자. 인슐린은 혈당 조절 호르몬으로 널리 알려져 있다. 사실 인슐린을 이해하려면 높은 수준의 의학적인 지식이 필요하다. 그럼에도 미디어에 많이 노출되어서인지 친숙한 단어가 되었다. 그만큼 당뇨병 환자나 당뇨병을 진단 받지는 않았지만 거의 당뇨병에 도달할 위기에 처한 사람들이 많다는 증거다.

인슐린이 하는 일은 단순하다. 우리가 음식을 먹고 나서 혈액 속에 당분이 많아지면 그 당분을 전신의 세포에 넣어주어서 에너지를 생산하도록 도와주는 작용을 한다. 결과적으로 혈액 속의 당분, 즉 혈당을 일정하게 유지해주는 역할을 한다. 혈당은 혈압과 마찬가지로 일정 범위를 유지해야 하기 때문에 혈당을 낮추어주는 인슐린의 역할은 매우 중요하다.

인슐린 외에도 우리 몸에는 다양한 호르몬이 그 나름의 역할을 한다. 스트레스호르몬, 여성호르몬, 남성호르몬, 갑상선호르몬 등이 대표적이다. 이들 호르몬은 각각의 고유한 기능을 가지면서도 상호간에 영양을 주고받는다. 즉, 스트레스호르몬의 불균형이 장기간 지속될 경우에는 혈당 조절호르몬, 갑상선호르몬, 성호르몬 등이 불균형해지면서 더욱 복잡한 증상을 초래한다. 마치 거대한 구조물의 한쪽 기둥이 무너지면서 전체가 붕괴하는 것과 흡사하다.

그러면 이제부터 음식과 영양소가 호르몬에 어떤 영향을 끼치는지 알아보자. 대사증후군(Metobolic Syndrome)의 예를 들어서 설명하면 음식과 호르몬을 이해하는 데 도움이 될 것이다. 만약에 우리가 정제된 당분을 과도하게 섭취하면 혈액 속에 인슐린과 스트레스호르몬이 상승하고 복부에 지방이 축적된다. 다음으로 나타나는 증상은 중성지방과 건강에 해를 끼치는 저밀도 콜리스테롤(LDL)이 상승된다. 반면에 건강에 이로운 고밀도 콜레스테롤(HDL)은 저하된다. 염증반응을 일으키는 시토카인(IL-6, TNF-α 등)의 생산은 늘어난다. 동시에 산화적 스트레스가 증가하고 해독기능은 저하된다. 여성호르몬의 기능에도 영향을 미쳐서 난소에 물혹이나 자궁근종, 무월경, 불임 등을 초래할 수도 있다. 혈관 내벽에 손상을 주어 동맥경화를 일으키기도 하고 치매나 암을 일으키기도 한다.

이 모든 과정과 결과가 바로 대사증후군이며 환자의 유전적인 특성에 따라 나타나는 증후와 병증의 정도는 다르다. 물론 이러한 결과는 식습관에서 비롯된다. 정제된 탄수화물을 과도하게 섭취하거나 섬유질, 필수지방산과 단백질이 결핍됐을 때 이러한 현상이 나타난다. 또 과도한 포화지방의 섭취, 비타민E, 비타민B, 아연 등의 영양소가 부족해도 대사증후군의 증상이 나타날 수 있다.

그렇다면 어떻게 음식을 먹어야 호르몬이 제 역할을 하고 몸속의 모든 기관이 원활하게 돌아갈까? 일반적으로 건강식으로 알려진 식사법으로 신선한 해물과 채소 위주의 지중해성 식사가 있다. 여기에 적당한 운동, 금연, 소량의 알코올 섭취 등을 동시에 실시한 경우에는 그렇지 못한 경우에 비해서 질병 사망률이 70% 정도 감소했다. 관상동맥 질환은 83%, 당뇨병은 91%, 대장암은 71%나 감소되는 것으로 나타났다.

그래서 자가면역 질환과 같은 만성 염증성 질환을 치료하는 의사들은 음식과 생활 습관의 변화를 중요시한다. 음식이 환자의 영양소의 변화, 면역체계와 염증 반응, 호르몬 균형, 소화 기능, 해독 기능, 에너지의 생산 등과 같은 전반적인 시스템에 긍정적이거나 부정적인 영향을 미치기 때문이다. 의사가 이를 종합적으로 판단하는 시각을 갖추고 환자가 올바른 식습관을 지킬 때 긍정적인 치료 결과를 기대할 수 있다.

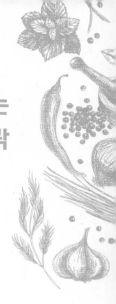

건강을 지키는
도시락

필자가 어릴 때 도시락은 당연했다. 그러나 지금은 보기가 힘들어졌다. 7080세대가 국민학교(지금은 초등학교라고 하지만 당시는 일본식으로 국민학교라고 불렀다)에 다닐 때는 물론 중고등학교에 다닐 때도 점심은 집에서 싼 도시락을 들고 다녔다.

나중에는 보온 도시락이 등장했는데 그 전에는 노란색 알루미늄 도시락에 반찬을 같이 넣거나 반찬통을 따로 가지고 다녔던 기억이 생생하다. 지금처럼 밀봉 기능이 뛰어난 용기가 없던 시절이라서 소박한 반찬만 몇 가지 싸들고 다녔다.

반찬 중에서 제일 기본은 김치였고 일부 잘사는 아이들이 계란 프라이를 밥 위에 얹거나 소시지(지금 보면 소시지라고 불러도 될까 싶은 분홍색 색소가 입술 주위에 묻어나기도 하던)를 싸온다. 그러면 친구들이 달려들어서 빼앗아 먹기도 하던 시절이었다.

겨울이면 난로 위에 도시락을 차곡차곡 쌓아두었다. 식욕이 왕성할 때라서 점심시간까지 기다리지 못하고 훨씬 전에 도시락을 다 까먹었다. 점심시간이 되면 매점 주위에 모여서 장난을 치던 학창 시절이 떠오른다.

지금은 이런 추억을 가지려야 가질 수 없다. 유치원부터 고등학교까지 학교에서 점심을 제공하니까 말이다. 학교 다닐 때부터 도시락을 들고 다니지 않는 습관은 이후 사회에 진출해서도 계속된다. 회사에서 제공하는 음식을 먹고 점심이나 저녁은 외식으로 간단히 해결하는 문화가 당연시 되는 것이다. 심지어 맞벌이를 하는 부부들 중에도 정말 가끔씩 외식을 하는 것이 아니라, 반대로 아주 가끔씩 집에서 밥을 해 먹는 부부들도 흔히 볼 수 있을 정도다.

맞벌이를 하니까 주부가 남편과 아이들의 도시락을 싸줄 수 없는 상황이든지, 자영업의 대부분이 식당이라 외식이 흔해졌든지, 그냥 도시락 싸기가 귀찮든지 이유는 다양하다. 어찌됐건 도시락을 싸다니는 사람을 찾아보기 힘들고 도시락을 싸서 들고 다니는 것이 어쩐지 스타일 구기는 것처럼 보이는 지금의 현상이 조금은 안타깝다.

도시락 싸기는 먹거리의 문제이기도 하지만 사회적, 경제적, 문화적 차원에서 여러 가지 요인에 영향을 받는다. 그래서 어느 한 가지 면만 보고 좋다, 나쁘다 하고 판단할 수는 없다. 하지만 건강 한 가지만 놓고 보면 급식이나 외식보다 도시락을 싸는 것이 훨씬 유리하다. 보통 아침과 저녁은 온가족이 모여서 집에서 먹고 점심은 외식을 할 것이다. 이때 급식이나 식당을 주로 이용하게 된다.

단체 급식은 구성원의 편의를 위해서 학교나 직장에서 제공하는 것이다. 하지만 건강과 치유의 목적보다는 편리함에 초점이 맞춰질 수밖에 없다. 건강이 첫째 고려 사항이 아니라는 뜻이다. 영리를 목적으로 하는 식당은 더 말할 것이 없다. 물론 가뭄에 콩 나듯이 고객 한 사람, 한 사람에게 안전하고 양질의 음식을 제공하는 식당이 없는 것은 아니다. 하지만 그야말로 가뭄에 콩 나듯 있을 뿐, 넘쳐나는 식당 중에서 그런 식당은 찾기란 여간 어려운 일이 아니다.

이는 자가용에 연료를 주입할 때 정품 휘발유를 넣어야 자가용을 오랫동안 고장 없이 잘 탈 수 있는 것과 마찬가지다. 도로변에서 파는 무허가 유사 연료를 값이 싸고 편리하다고 해서 차에 넣고 다닌다면 얼마가지 않아서 차가 고장이 날 것이다. 수리가 필요한 것은 물론이고 폐차 시기도 빨라진다.

우리 몸도 신선하고 안전한 먹거리를 넣어 주어야 강한 면역력이 유지되고 결과적으로 질병 없이 건강할 수 있다. 건강하지 못한 음식을 단지 편리하고 경제적이란 이유로 주식으로 삼는 사람들이 점점 늘고 있는 것이 걱정스럽다. 그러면서도 건강하기를 바라는 것은 콩 심은 곳에서 팥 나기를 바라는 것과 같다.

십수 년 전부터 이탈리아 북부의 작은 소도시에서 슬로우푸드 운동이 시작됐다. 맥도날드로 대표되는 패스트푸드의 범람에 맞서서 고유의 음식문화를 지키려는 운동은 지금까지 계속되고 있다. 그렇다면 왜 하필 '슬로우푸드'일까? 음식이란 시간에 쫓겨서 대충 끼니를 때워도 문제가 없는 존재가 아니다. 재료에서부터 조리방식까지 안전하게, 천천히 공을 들이고 신경 써서 먹어야 한다는 점을 강조한 것이다.

도시락을 싸는 것이 더 이상 거추장스럽고 촌스러운 행위로 남아서는 안 된다. 오히려 무엇과도 바꿀 수 없는 자신과 가족의 건강을 책임지는 대단히 정성스러운 행위로 알려져야 한다. 사실 웬만한 정성과 노력이 아니면 매일 도시락을 싸는 것은 힘든 일이다.

즉, 도시락을 들고 다니는 행위는 나의 가족 중의 누군가가 나의 건강을 위해서 매우 값비싼 노력을 제공한다는 뜻이다. 바꿔서 말하면 나 자신은 매우 소중한 존재라는 의미다.

명품 옷이나 액세서리로 치장한다고 해서 귀한 사람이 되는 것이 아니다. 명품을 치장한 채로 패스트푸드나 누가 어떻게 만들었는지도 모르는 음식을 먹고 있는 사람들을 보면 뭔가 주객이 전도된 것 같다. 슬로우푸드를 먹는 사람이야말로 정말 가치 있는 것이 무엇인지 알고 자신의 가치를 높일 줄 아는 사람일 것이다.

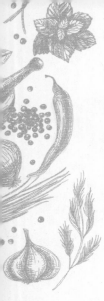

내가 도시락
애찬론자인 이유

"먹으면 나쁘다는 건 알죠. 그치만 동료들과 같이 먹는 거라서 어쩔 수 없었어요."

치료 중에 금지할 음식을 알려주었는데도 금기사항을 지키지 못하는 환자들이 많다. 이유를 물으면 환자들에게서 가장 흔하게 들을 수 있는 대답이 바로, 다른 사람들 핑계다. 이런 경우 필자는 되물어 본다.

"금기 음식을 먹은 후에 몸에 별다른 반응은 없던가요?"

대답은 속이 불편하고 증상이 나빠졌다는 내용이 주를 이룬다. 필자는 다시 한번 강조한다.

"먹으면 안 되는 줄 알면서 왜 지키지 못했습니까?"

물론 직장 동료들과 같이 점심을 먹은 것뿐인데 필자에게 죄인 아닌 죄인 취급을 당하는 환자들의 사정도 딱하다. 하지만 금기 음식이나 첨가물로 범벅이 돼, 면역과 해독기능을 떨어뜨리는 음식을 중단하지 못하는 환자들을 보고 있으면 필자 역시 안타깝기 짝이 없다.

그래서 마지막으로 한마디 더 덧붙인다.

"같이 먹은 동료들은 건강하지만 지금 환자 분은 면역과 건강의 이상으로 치료받는 중임을 잊어서는 안 됩니다. 속담에 뱁새가 황새 따라하면 가랑이가 찢어진다는 말이 있죠? 본인이 음식을 선택하기가 힘들면 당분간 도시락을 싸도록 하세요."

요사이 많이 달라졌다고 하지만 직장 문화의 특징 중 하나가 여러 사람의 뜻에 따라야 한다는 것이다. 개성이나 튀는 행동을 하기 싫다는 이유로 개인이 조직에 맞춰서 스스로 통제하는 경향이 있다.

점심시간에 메뉴를 선택하는 것도 마찬가지다. 단체 의식이나 동료끼리의 동질감 등으로 설명할 수도 있겠지만 필자의 생각에는 그것도 건강할 때 이야기다. 건강과 면역에 문제가 있고 특정 음식과 재료에 과민한 반응을 보이는 경우에는 반드시 엄격하게 구별해서 섭취해야 한다. 획일화되고 다름을 인정하지 못하는 문화 속에서 또, 개인 스스로 자기 주장을 꺼리게 되는 문화에서 희생자가 발생하는 것은 필연적이다.

필자는 10여 년 전에 잠시 캐나다에 살았다. 당시 큰아이가 초등학교 4학년이었고 둘째는 유치원에 다녔다. 그때 필자의 관심을 끌었던 것이 바로 도시락이다.

아이들이 등교하기 전에 이 아이가 어떤 음식에 알레르기가 있는지, 어떤 약을 복용하고 있는지를 반드시 학교에 알려야 했다. 부모의 서명이 들어간 서류를 제출하고 아이들은 도시락을 가지고 등교해야 했다.

일견 생각해보면 캐나다와 같이 복지가 잘 되어 있는 나라에서 우리나라에서도 당연시 되는 급식을 제공하지 않는다는 사실이 의외였다. 잠시 당황하기도 했으나 얼마 지나지 않아서 그러한 정책을 이해할 수 있었다.

캐나다는 다인종 국가다. 유럽의 백인, 한국인, 중국인, 이란인, 인도인, 베트남인, 소련과 동구권의 이민자들 등등으로 구성된 인종의 용광로와 같다. 이는 종교와 문화에 따라 먹는 음식과 금기 음식이 천차만별이라는 뜻이기도 하다.

참고로 힌두교도는 소고기를, 이슬람교도는 돼지고기를 금기시한다. 또한 유대인과 이슬람교도는 자신들의 율법에 따라 처리된 음식만 먹는다. 더구나 우리나라도 증가하는 추세지만 선진국일수록 음식 알레르기를 가진 아이들이 많다. 그제야 이런 사회에서 획일적인 급식을 제공하기가 거의 불가능하겠다는 생각이 들었다. 물론 캐나다의 교육 기관에 공식적으로 질문을 해본 것은 아니다. 필자가 나름대로 유추한 결론이 그렇다.

이와 관련해서 얼마 전에 안타까운 뉴스를 들었다. 지방의 초등학교에서 학교 급식에 포함된 유제품 성분에 알레르기 반응을 보인 아이가 뇌사상태에 빠졌다고 한다. 문제는 학기 초에 아이의 부모가 학교에 이러한 사실을 통보하였음에도 학교는 주의를 기울이지 않았다. 단순한 부주의로 이런 사건이 일어났다는 것이 너무나 안타깝다.

이렇듯 우리 사회는 아직까지 개인에게 나쁜 음식, 맞지 않는 음식, 알레르기 반응을 일으키는 음식의 위험성을 별 일 아닌 것으로 간주한다. 선진국과 비교하면 아직까지 그 심각성에 대한 이해도가 부족해 보인다.

필자가 토론토의 한인 타운에서 한의원을 경영할 때 점심시간이 되면 늘 하는 일이 있었다. 집에서 싸온 도시락을 다 먹고 나면 지하철역 인근의 커다란 빌딩으로 갔다. 그곳의 푸드 코트에서 휴식을 취했다. 그곳은 누구나 이용이 가능하고 매우 쾌적하였기 때문에 시간이 나면 종종 이용했다.

점심시간이 되면 조용하던 푸드 코트가 갑자기 시끌벅적 해지는데 대부분 혼자 온 사람들이다. 우리나라의 직장인처럼 5~6명 아니, 그 이상의 사람들이 단체로 움직이는 모습은 찾아보기 힘들다. 상당수가 도시락 가방을 들고 오고 도시락을 준비하지 못한 사람들은 개인적으로 음식을 사서 모인다.

그렇게 함께 이야기를 나누며 식사를 하는데 각자 자기가 가져온 음식을 한 테이블에 놓고 먹기 때문에 싫어하는 음식을 억지로 먹는 경우는 없을 것이다. 한국인의 입장에서는 이러한 모습을 보면 서구 개인주의의 한 단면이라고 깎아내리기 쉽다. 하지만 건강과 면역의 관점에서는 조금도 이상할 것이 없는 아니, 적극적으로 권장할 만한 문화로 보였다.

호기심에 가끔 곁눈질로 도시락 속의 내용물을 훔쳐보기도 했다. 도시락 주인이 중국 사람처럼 보이면 아니나 다를까 도시락에 중국 음식이 담겨 있다. 인도인처럼 보이면 인도 음식, 채식만 하는 채식주의자 등등 음식만 봐도 어느 나라 사람인지, 어떤 사람인지 대강 짐작이 갈 정도였다.

프랑스 출신의 법관이자 미식 평론가인 장 앙텔름 브리야 사바랭이라는 사람이 있다. 그가 쓴 저서 《미각의 생리학》에 유명한 구절이 있다.

'당신이 무엇을 먹는지 말해 달라. 그러면 당신이 어떤 사람인지 말해 주겠다.'

그의 주장과 딱 들어맞는 상황이다. 이렇게 캐나다는 유치원이나 초등학교 때부터 도시락을 가지고 다니는 일이 일상이다. 사회에 나가서도 도시락을 가지고 다니는 것이 조금도 불편하지 않다.

필자는 다양성보다 건강의 관점에서 도시락 싸기를 적극 지지한다. 우리나라도 이미 다문화 사회로 진입했다고 하지만 캐나다나 미국과는 아직 현격한 격차가 있다. 직장과 학교의 급식, 수많은 프랜차이즈 외식 산업, 넘쳐나는 식당의 음식이 가정에서 정성스럽게 준비한 도시락을 따라올 수 없다.

옛말에 먹는 곳에서 정이 피어난다는 말이 있다. 정이라는 것이 대단한 게 아니다. 가족을 위해서 정성껏 음식을 준비하고 또 그 음식을 소중하게 먹고 다음에는 어떤 음식을 줄이고 어떤 음식을 더 준비할까 생각하고 대화하며 가족들 간에 정이 싹튼다. 함께 먹는 것은 바쁜 현대인들에게 부족한 대화와 소통의 시간을 준다. 단순히 한 끼 점심을 해결하라고 아이들에게 지폐를 쥐어 주는 게 다가 아니다. 돈은 주는데 아이가 밖에서 무슨 음식을 먹는지 알지 못한다면? 부모의 역할을 다했다거나 아이의 건강에 관심을 가졌다고 볼 수 없다. 사랑은 관심이고 도시락은 관심이 가득한, 최고의 선물이다. 그래서 필자는 도시락 애찬론자다.

면역이 내 몸을 살린다

지은이 | 차용석
펴낸이 | 박상란
1판 1쇄 | 2019년 8월 1일

펴낸곳 | 피톤치드
교정 | 이선옥   **디자인** | 황지은
경영 · 마케팅 | 박병기

출판등록 | 제 387-2013-000029호
등록번호 | 130-92-85998
주소 | 경기도 부천시 길주로 262 이안더클래식 133호
전화 | 070-7362-3488
팩스 | 0303-3449-0319
이메일 | phytonbook@naver.com

ISBN | 979-11-86692-32-5 (03510)

「이 도서의 국립중앙도서관 출판예정도서목록(CIP)은 서지정보유통지원시스템 홈페이지(http://
seoji.nl.go.kr)와 국가자료공동목록시스템(http://www.nl.go.kr/kolisnet)에서 이용하실 수 있습
니다.(CIP제어번호: CIP2019024642)」